会話分析でわかる

看護師のコミュニケーション技術

川野 雅資 編著

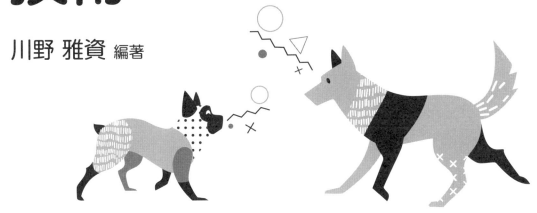

中央法規

■ ま え が き

　コミュニケーションは，日常的に用いているもので，その習得に特に困ることはない。特別な教育や訓練を受けることもない。しかしながら，多くの場面でコミュニケーションがうまくいかずに悩んでいることも確かである。さりとて，コミュニケーションに正解があるものではない。それは，コミュニケーションは，メッセージの伝達である。媒体を通して伝え合うものであり，媒体は媒体でしかなく，重要なのは，伝え合うメッセージの本体である。また，コミュニケーションは単純であるものの非常に複雑なものでもある。

　筆者はこれまで，可能な限りコミュニケーションを視覚化することを試みてきた。本書は，これまでの筆者の取り組みの集大成といえる。コミュニケーションに関するさまざまな体験に基づく疑問が読者に生じたときに，本書でヒントを提示することができれば筆者の目的の大半が達成したことになる。

　本書は，プロローグでさまざまな患者が体験している医療者とのコミュニケーションのほんの一部を紹介し解説することから始まり，第1章で看護師のコミュニケーションの特徴について紹介する。その中で言語的コミュニケーションと非言語的コミュニケーション，そしてアサーティブネスについて解説する。第2章で，会話には社交的レベル，日常生活レベル，そして病状レベルのコミュニケーションがあることを紹介する。第3章でこれまで看護師の会話を検討してきたことから明らかになったコミュニケーションの16の意図について記述する。第4章では，38の言語的コミュニケーションの技術と7の非言語的コミュニケーション技術について，イラストを入れて詳説する。誰でもが使えるレベルから，専門的な教育を受けてはじめて使うことができるようになる高度なコミュニケーション技術に分けて説明する。第5章は，看護師が臨床で出会う患者とその家族との間で生じるコミュニケーションについて事例（場面）を基に解説する。第6章は，看護師と患者との間で生じる会話をさまざまな研究方法で検討した結果を紹介する。看護師の会話を研究することはまだまだ多く行われておらず，筆者が始めた

「精神看護におけるディスコース分析研究会」がまとまった成果を発表しているくらいである。今回は，その研究会で行われている研究方法を基に分析したものをいかに臨床に適応できるかという視点で紹介する。最後の第7章で，コミュニケーションに熟達した看護師が実践するコミュニケーションについて紹介し，患者の背景を基に展開する看護師のコミュニケーションのあり方を討議する。

　各章に演習の事例を提示した。参考にしていただきながら，学校教育や臨床での卒後教育の場で活用していただければ幸いである。臨床には事例がたくさんあるだろうから，ここに記載した事例を参考に自分たちの臨床でよく出会う場面，特に困難を感じた場面を取り上げて事例とすることも可能である。

　コミュニケーションは，実践的な技術である。理論は重要ではあるが看護師の最終目標は，コミュニケーション技術を実際の場面で適用し，患者，家族，医療者との間で豊かな人間関係を形成することである。そのために，自分自身のコミュニケーションを振り返り，その特徴，良い点や改善した方がよい点に気づき，自分自身のコミュニケーション技術をブラッシュアップすることが求められる。そうすれば心穏やかに看護ができるようになる。

　そのために，実践の学問としてのコミュニケーション技術をあえて紙面で表す，ということに挑戦した。この主旨を理解して，基礎教育で学生のコミュニケーション技術の学習，臨床でのコミュニケーション技術の習得，そして大学院での専門教育・高度な実践力の教育に活用していただきたい。

　本書は，これまで筆者が実践してきた患者との会話，学校教育で教育してきたこと，幾つかの病院で臨床看護師の卒後教育でロールプレイングをして身につけたこと，そして精神看護におけるディスコース分析研究会でわかったことが土台となっている。関係者の方たちにこの場を借りて感謝を申し上げる。

　最後になったが，本書の企画から編集・校閲まで粘り強く努力していただいた中央法規出版の星野氏に深謝いたします。

2018年8月

編著者　川野　雅資

contents

はじめに　川野雅資

プロローグ　　　　　　　　　　　　　　　　川野雅資

はじめに	002
Ⅰ　患者個人を尊重する	002
Ⅱ　コミュニケーションは環境を整える	002
Ⅲ　看護師が目指すべきコミュニケーションのタイプ	003
Ⅳ　患者は1つの場面で看護師のさまざまなタイプのコミュニケーションを体験している	008
Ⅴ　患者はコミュニケーションから看護師のケアの心,真意,技量を推測する	008
Ⅵ　タッチングもコミュニケーションの 1 つ	009
Ⅶ　ゆとりをもって患者に接するために	010

第 1 章　看護師のコミュニケーション　　　　　川野雅資

はじめに	014
Ⅰ　コミュニケーション技術の基本的な知識	015
① 構え	015
② 間合い	015
③ 言語的コミュニケーション技術	016
④ 非言語的コミュニケーション技術	016
⑤ アサーティブネス	017
演習 1-1	019
演習 1-2	021
演習 1-3	022

第 2 章　コミュニケーション (会話) のレベル　　川野雅資

Ⅰ　コミュニケーションレベルの分類	024
① 社交的レベルのコミュニケーション（レベル①）	024
② 日常生活レベルのコミュニケーション（レベル②）	025
③ 病状レベルのコミュニケーション（レベル③）	025

iii

Ⅱ　看護師と患者のコミュニケーションの例 ……………………………… 025
　　① 移行するコミュニケーションレベル …………………………………… 037
　　② レベルを意識して会話する …………………………………………… 038

　演習2 ……………………………………………………………………… 039

第3章　看護師のコミュニケーションの意図
川野雅資

はじめに ……………………………………………………………………… 042
Ⅰ　意図の種類 ……………………………………………………………… 042
　　① 会話場面を創造する …………………………………………………… 043
　　② 看護師の考え，意見，正論を述べる ………………………………… 043
　　③ 患者が自由に対等に語れるように，中立的な立場で，関心を寄せて存在する 043
　　④ 患者が体験していること，辛い気持ち，楽しみに共感する，あるいは共感を示す 044
　　⑤ 患者の考えと行動の変化を促し，解決に向かうようにする ………… 044
　　⑥ 患者の状態，病状を判断し，それを患者や家族に提示する ………… 045
　　⑦ 患者の興味を喚起する ………………………………………………… 045
　　⑧ 患者に声を出してもらう ……………………………………………… 046
　　⑨ 五感を刺激して患者が健康的な感性を取りもどす ………………… 046
　　⑩ 答えを出す，患者の質問に回答する ………………………………… 047
　　⑪ 尊敬を表す ……………………………………………………………… 047
　　⑫ 患者が変化を自覚する ………………………………………………… 048
　　⑬ 患者が目標や希望をもつ ……………………………………………… 048
　　⑭ 良い点を認める ………………………………………………………… 049
　　⑮ 看護師が自分の私的体験を語る ……………………………………… 049
　　⑯ 意図のない発声や動作をする ………………………………………… 050
おわりに ……………………………………………………………………… 050
　演習3 ……………………………………………………………………… 052

第4章　看護師のコミュニケーションの技術
川野雅資

はじめに ……………………………………………………………………… 054
Ⅰ　技術の難易度 …………………………………………………………… 055
Ⅱ　言語的コミュニケーション技術 ……………………………………… 056

① 話題の導入	056
② 挨拶する	056
③ 今日の予定を確認する	056
④ 観察したことを表現する	057
⑤ 看護師が準備したことを表現する	057
⑥ 問いかけ	057
⑦ 受け止める	058
⑧ 明確化	058
⑨ 焦点化	058
⑩ 会話を促進する	059
⑪ 励ます・勇気づける	059
⑫ 同意	059
⑬ 代弁	060
⑭ 反復	060
⑮ 導く	060
⑯ 確認	060
⑰ 言い換え	061
⑱ 謝罪	061
⑲ 許可を得る	061
⑳ 効果的な沈黙	062
㉑ 患者の感情表現を促す	062
㉒ 患者が考えていることを表現できるように促す	062
㉓ 看護師が（患者の言動に伴って生じる自らの）感情表現をする	063
㉔ 看護師が自分の考えを表現する	063
㉕ 看護師の自己提供	063
㉖ 良い点を伝える	064
㉗ 変化していることを表現する	064
㉘ ユーモアを表す	064
㉙ 意図的に現実的な話題に変える	065
㉚ 発話を促す	065
㉛ 話をもとに戻す	066
㉜ 時間の経過を追う	066
㉝ 一般化	066
㉞ 現実提示	067
㉟ 情報提供	067
㊱ 提案	067

v

㊲ 自己決定を促す …………………………………………………… 068

㊳ 要約 ……………………………………………………………… 068

Ⅲ **非言語的コミュニケーション技術** ……………………………… 068

① 目の高さを同じにする ………………………………………… 068

② 位置を見定める ………………………………………………… 069

③ 心地よい距離をとる …………………………………………… 069

④ 声の大きさを調整する ………………………………………… 069

⑤ 共感的な（やや前屈みで包み込むような）姿勢をとる ……… 070

⑥ 安楽な姿勢をとる ……………………………………………… 070

⑦ タッチング …………………………………………………… 070

Ⅳ **効果的でないコミュニケーション** …………………………… 071

演習4 …………………………………………………………… 073

第5章 臨床でであうコミュニケーション　　鈴木由香・川野雅資

事例1 ストーマの自己管理に対し不安を感じている患者・家族の対応 …… 076

事例2 歩行訓練をすすめたい患者と看護師の会話 ………………… 077

事例3 退院に対し不安を感じている患者との会話 ………………… 079

事例4 退院に対し不安があると訴える患者との会話 ……………… 081

事例5 腰痛が続く患者と看護師の会話 ……………………………… 082

演習5 …………………………………………………………… 084

第6章 さまざまな分析方法からわかる看護師のコミュニケーション技術

Ⅰ 会話分析の目的 ……………………………………… 川野雅資 086

Ⅱ 本書のプロセス ………………………………………………… 087

│A│ ロイ適応看護モデルからわかるコミュニケーション技術　　安藤満代・川野雅資

Ⅰ ロイ適応看護モデルによる分析方法 ………………………… 090

Ⅱ ロイ適応看護モデルによるコミュニケーションの分析例 ……… 092

Ⅲ 臨床での応用 …………………………………………………… 097

| B | 共感の視点を分析してわかるコミュニケーション技術 　　　　　　　西出順子・川野雅資

　I　自己心理学でいう共感的視点とは …………………………………… 098

　II　自己心理学的共感に視点をおいたコミュニケーションの分析例 ……… 101

　III　臨床場面への適応 ……………………………………………………… 105

　おわりに …………………………………………………………………… 107

| C | 対人間圧力でわかるコミュニケーション技術 　　　　　曽谷貴子・日下知子・川野雅資

　I　対人間圧力とは何か …………………………………………………… 108

　II　対人間圧力32スキルの分析例 ……………………………………… 113

　III　臨床での応用 …………………………………………………………… 122

　おわりに …………………………………………………………………… 123

| D | 認知行動療法の視点からわかるコミュニケーション技術 　　　　　伊藤佳子・川野雅資

　I　認知行動療法の視点とは ……………………………………………… 124

　II　認知行動療法の視点による実際の会話の分析例 …………………… 127

　III　臨床での応用 …………………………………………………………… 133

| E | フォーカシングからわかるコミュニケーション技術 　　　　　　　柳田崇姉・川野雅資

　I　フォーカシングという分析方法 ……………………………………… 136

　II　フォーカシングの視点によるコミュニケーションの実際 ………… 138

　III　臨床での応用 …………………………………………………………… 151

| F | RIAS分析からかるコミュニケーション技術 　　　　　　　　　野呂幾久子・川野雅資

　I　RIASという分析方法 ………………………………………………… 154

　II　RIASによるコミュニケーションの分析例 ………………………… 157

　III　まとめ ―看護師のコミュニケーションの特徴 …………………… 161

　IV　臨床での応用 …………………………………………………………… 162

　おわりに …………………………………………………………………… 163

第7章　熟練看護師によるコミュニケーション 　　　　　　　　　　川野雅資

本章のポイント ……………………………………………………………… 166

| A | 人工透析に気がすすまない患者とのコミュニケーション

はじめに	……………………………………………………	168
Ⅰ　事例と場面	…………………………………………	170
Ⅱ　ディスカッション	……………………………………	175
おわりに	……………………………………………………	177

|B| ひきこもりの青年の発話を促すコミュニケーション

はじめに	……………………………………………………	178
Ⅰ　事例と場面	…………………………………………	179
Ⅱ　ディスカッション	……………………………………	182
おわりに	……………………………………………………	183

|C| パワーハラスメントを受けて危機的な人とのコミュニケーション

はじめに	……………………………………………………	186
Ⅰ　事例と場面	…………………………………………	188
おわりに	……………………………………………………	195

|D| パニック障害の症状が軽減している患者とのコミュニケーション

はじめに	……………………………………………………	196
Ⅰ　事例と場面	…………………………………………	197
おわりに	……………………………………………………	203

|E| 妄想に苦しんでいる患者とのコミュニケーション

はじめに	……………………………………………………	204
Ⅰ　事例と場面	…………………………………………	205
おわりに	……………………………………………………	218

索引

執筆者一覧

はじめに

　患者や家族，見舞客は，受付で，外来で，病棟で，地域で，会話で，電話で，文書でなどさまざまな時と場，そして方法で医療関係者とコミュニケーションをもつ。そのコミュニケーションは無限にある。

　最近医療を受ける人たちからの意見を聞く機会が多くあった。以下に，ごく一部を紹介し，コミュニケーションという観点から独自に分類や整理をすることやナイチンゲールの書籍，そしてジーン・ワトソン博士の理論などをもとに思いつくままに検討する。

I 患者個人を尊重する

　ある担当医師は，患者に検査結果をもとに考えられる病気や異常などを丁寧に説明した。患者の質問にも穏やかに答えた。患者は，医師の説明と対応で医師に対して信頼感がわき，かつ結果が悪いものでなかったことも相まって，すっかり安心した。

　診察を終えると，その医師は少し離れたところにいる看護師に「○○さん，診察が終わりましたよ」と言った。その言葉を聞いて，患者は，さらに安心感がわいた。「今後，治療を続けていける」という気持ちになった。患者は，医師が看護師に『○○さん』と自分の名前を呼んでくれたことが嬉しかったのである。

　ジーン・ワトソン[1]は，12のカリタスモデルの2番目で，人を名前で確実に確認し口に出し言葉で表現する，と述べている。このことで人は関心をもってもらい尊重されていると感じるのである。コミュニケーションは，個人を尊重して今の瞬間に関心を寄せて関わりあうことが基本である。

II コミュニケーションは環境を整える

　ある高齢の患者が大きな手術を受けるために麻酔が効いてうつろな状態で手術室に入った。手術室で穏やかな音楽が流れているのがわかった。患者は，手術の説明に対して納得して，手術後の状態をイメージして手術を心待ちにしていたものの，やはり心配していた。穏やかな音楽はそんな心配を忘れさせてくれて，心地よく手術台に移してもらえた。手術室の看護師の配慮がありがたかった。

　筆者は，コミュニケーションの意図の1つに「会話場面を創造する」があると考えている。それは患者に，この場が治療的で癒しの空間であることが感得できるように環境を整えることをいう。

　さらに「五感を刺激する」という意図があるとも考えている。この手術室のBGMは患

者にとって心地よく，聴覚に対して快の刺激になっている。

　フローレンス・ナイチンゲールは，「音が持続する楽器はよい効果をもたらし，反対に，音がつながらないピアノなどの音は逆の効果をもたらす。ピアノの音は病人を痛めつける」と述べ，「『埴生の宿』や『柳の下にたたずんで』といった曲の旋律を，ごく普通のオルガンで奏でてみると，病人の気分はかなり鎮まる」と，記述している[2]。また，ジーン・ワトソンは，適切な音楽やリズムを選び，望ましい意識状態に適うようにし，体験や場面と一致するように計画する[3]と述べている。この事例では，高齢患者が安心して手術が受けられるように，音響を活用している。

　その高齢患者は，もう1つ話してくれた。それは，手術台が暖かくて，身体をすっぽり包み込んでくれて，安心して手術を受けることができたと言うのである。手術室の師長は，患者が安心して手術を受けられるようにと考えて，この手術台を備えたとのことである。このことはワトソン[4]の触覚様式のケアリングアートの1つの例になるであろう。

Ⅲ　看護師が目指すべきコミュニケーションのタイプ

　ジーン・ワトソンのケアリング理論からコミュニケーションを考える。ジーン・ワトソンは，ケアリング関係がない場合からある場合までを以下の5つのタイプに分けている[5]。

- タイプ1　Biocidic（バイオセディック）：生命を破壊する（有害，怒りが起こる，失望，幸福感の減少）
- タイプ2 Biostatic（バイオスタティック）：生命を抑制する（冷たく，不快なもの）
- タイプ3 Biopassive（バイオパッシブ）：生命にとって可もなく不可もない（無感情あるいは無関心）
- タイプ4 Bioactive（バイオアクティブ）：生命を維持する（古典的な看護師と患者の関係のようなもの，いたわりと愛情）
- タイプ5 Biogenic（バイオジニック）：生きる力がわく（トランスパーソナルなケアリング

　以下は入院患者が体験した場面をジーン・ワトソンの5つのタイプで検討してみる。タイプ1から3は**表1**に示す。タイプ4の看護師のケアとタイプ5の看護師のケアリングを紹介する。

表1 タイプ1~3の例

1 タイプ1：Biocidic（バイオセディック）

　以下の看護師の行為やコミュニケーションは，ジーン・ワトソンが述べる，生命を破壊する（有害，怒りが起こる，失望，幸福感の減少）のタイプ1「Biocidic（バイオセディック）なもの」といえる。例を以下に示す。

・患者の手を払いのける，患者に関心を向けない

　CCUにおいて，看護師が患者に対して「心電図を見ます」と言ったところ，患者は，どうしていいかわからず，胸を開いて手を上げたままでいた。看護師は「手は上げてなくていいです」と言い患者の手を払った。

　また病棟において，白内障の手術後で激しい痛みに苦しんでいる患者に，看護師が来て「お昼の薬をここに置いておきます。見てください」と言った。患者は「いま，痛いんです」と身動きできないまま答えた。心の中では，『とても薬を確認することなどできない』と思っていた。看護師が「そうですか」「朝ご飯はどのくらい食べましたか」と問いかけるので，患者は小声で「全部」と答えたが，心の中では，『そんなことはいま重要ではないだろう』と思っていた。看護師は「また来ます」と言って出ていった。

2 タイプ2：Biostatic（バイオスタティック）

　以下の看護師の行為やコミュニケーションは，ジーン・ワトソンが述べる，生命を抑制する（冷たく，不快なもの）タイプ2の「Biostatic（バイオスタティック）なもの」といえる。例を以下に示す。

・関わりがない，あるいは空虚である

　ある高齢の患者が手術室からICUに移動し，到着したが誰もいなかった。手術室のスタッフとしばらく待たされた。手術室のスタッフが確認しに行き，誰もいなくなった。誰もいない部屋でしばらく待った。周りを見ると，時計もカレンダーもない白壁の部屋だった。

　ICUにおいて，点滴がなくなった。黙って看護師が入って点滴を替えた。そして黙って出て行った。患者は，看護師がいついなくなったのかわからないままだった。「ありがとうございました」と言いそこなった。

　病棟において，患者が辛いことを話すと，「ああ，そうですか」と言うものの看護師の表情が変わらなかった。頭で理解する看護師のようだった。

・確かめない

　患者は「看護師は自分（患者）のことをわかっていないな」と察知した。しかし看護師は患者から聞くことなく自分の思い通りにケアをしていた。看護師は自分の感覚でしか患者のことを理解できないようで，患者は「違う。自分のことを知らないな」と心の中で思った。

　また，ある看護師は，病棟内はフリーだが病棟外は車いす移動の患者に対し，検査室が下の階であったにもかかわらず「検査です。自分で行っていいですよ」と言った。患者の情報を把握せず，安静度を越えた移動を指示していたのである。患者は，「この看護師は私のことをわかっていないな」と感じた。

・紋切型の質問をする

　患者は昨晩，痰が詰まっていると訴え，朝，看護師に「昨日は眠れなかったのです」と言うと，看護師は「何か，不安なことがあったのですか」と尋ねた。『昨日は痰が苦しくて寝られなかったんですよ。それは申し送られているはずです。答えたくもありません』と患者は心の中で思い沈黙した。なんでも不安を理由と決めつける安易な看護師の質問に不快感を感じていた。

・紋切型の言葉かけや行動をする

　看護師が，意図がなく「不安はありませんか」とか「無理をしないでください」とかける言葉の表現そのものは優しいにもかかわらず，患者は『看護師の言葉が表面的だな』『いたわりがないな』と感じ，『大きなお世話だ』と思うことがあった。

・患者の意見を聞かない

　例えば，シャワー浴のときに，昨日の看護師と点滴のルートの防水の仕方が違うので，「昨日と違いますね。昨日は○○でした」と患者が言うと「いろいろやり方があるんです」と看護師が答えた。その後，そのような方法の看護師はいなかった。この看護師以外はみんな同じようにケアをしていた。

・少し世話をやき過ぎる

　看護師が良かれと思っており，その配慮は妥当なことだけど，患者は事情があるので断った。患者はその理由（事情）まで話すのは面倒なので，あいまいに断った。

表1 つづき

③ タイプ3：Biopassive（バイオパッシブ）

　以下の看護師の行為やコミュニケーションは，ジーン・ワトソンが述べる，生命にとって可もなく不可もない（無感情あるいは無関心）タイプ3「Biopassive（バイオパッシブ）なもの」といえる。

● 黙って行為する
　例えば患者がナースコールで体位変換を依頼すると看護師がやってきて「もう一人看護師を呼んできます」と言い残して退室した。看護師が二人で体位変換をし終えると，後から来た看護師は黙って出ていき，担当看護師はしばらく掛物などを整えていた。

● よくしゃべる
　例えば，「さっとやります」「ありがとうございます」「助かります」などであるが，その言葉は肯定的なフレーズが多かったため，患者は気が楽になった。

① 生命を維持するケアリング（タイプ4:Bioactive（バイオアクティブ））

　これらの看護師の行為やコミュニケーションは，ジーン・ワトソンが述べる，生命を維持する（古典的な看護師と患者の関係のようなもの，いたわりと愛情）タイプ4「Bioactive（バイオアクティブ）なもの」といえる。これにより患者は安心できる。

● 勇気づける看護師長
　手術を受ける患者が手術室に入室したとき，麻酔が完全にかかる前に，師長が息を切らせながらやってきたことを患者はうつろながら感じた。手術前に師長はさまざまな配慮をして，術前には病室に訪問してくれて，「心配いらない」「安心して任せてほしい」と勇気づけてくれていた。師長が，「大丈夫ですよ。安心してください」というのが聞こえた。患者はほっと安心した。

● ほどよく病気以外の話をする看護師
　少し社交的な会話をする。そのため患者は病気のことを忘れられることができる。

● 医師とよく連携している看護師
　医師の指示を聞いて情報交換している。そのため医師が言ったことと同じことを看護師が言う。医師が患者に言わないことを看護師が先に言うことがある。その場合，看護師が言った通りになる。

● よく世話をしてくれる看護師
　患者個々対して行き届いた世話をする。例えば，食事のセッティングの場合，食事に必要な箸やお茶などだけでなく，食後の歯ブラシ，うがい用の水，歯間ブラシ，ガーグルベイスンの用意を行う。患者は何も心配がなくなる。

● 患者の要望を聞いて行う看護師
　例えば，病棟のオリエンテーション用紙の1つに患者の希望を書く欄がある。患者が希望を書くと，具体的にどうしてほしいか確認しに訪室して患者と話し合い，患者の希望通りに行う。
　また患者が，ナースコールで体位変換を依頼すると，二人の看護師が言葉をかけながら

丁寧に体位変換をして，寝衣，体位，クッションなどを二人で整える。また患者が「身体拭いてもらいたいんですけど」と要求すると，「はい」と大きな声で，はっきりと答え，「検査前の，○時▽分に清拭しましょう」と提案し，その時間にきちんと用意する。

　ほかに患者が「心電図のパッチの跡も取ってほしい」とお願いすると，「これって結構ひっつくんですよね。取りましょう」と言って丁寧に取りきる。

　さらに要求通りにケアをする。例えば，患者が「ネブライザーをしたいんですが」とお願いすると「わかりました。ご用意します」と答えて，次のルーティンケアのときにネブライザーも同時に用意し，ネブライザー使用後に「痰はどうですか」と効果を確認する。

　このため患者は看護師に遠慮することなく，ニードを表現できるので居心地が良くなる。

• 指さしして確認する看護師

　患者は，看護師の動作を見て安心する。

• 明るく挨拶する看護師

　「担当の○○です。よろしくお願いします」と明るく挨拶し，患者も元気に挨拶する。患者は力がわいてくる。そして看護師が朝来てくれるのが楽しみになる。

• 患者の意図をくむ看護師

　例えば「今のこの状態は苦しいのではないでしょうか。○○をしてみてはいかがですか。考えてみてください」と患者に強要せず，提案をする。

　また患者が状態を説明すると，「聞いていて，痛いのがわかります」と，眉をひそめて患者が感じていることを言葉にして表現する，ベッド周りを整理して，「他に必要なものはありますか」と問いかけるなどがある。

　ほかに患者が細かい希望を言うとその通りに洗髪をする。患者はさっぱりして，気分がよくなる。

　これらにより自分のことを深く気にかけてくれていることが患者に伝わり，患者が心から信頼感がわくようになる。

• 感情表出をする看護師

　例えば「あら，よかったですね」「もう少し綺麗にしましょう」など，ほどよい感情表出をする。また明るくリアクションをする。「○○さんばっちりです」と言って，親指と人差し指でOKマークをしたり，要望を患者が言うと「了解しました」とはっきり答える。

　そうすると患者は，明るい気持ちになる。

• 患者に役に立ちたいと思う看護師

　役に立ちたいという思いを伝える。例えば「痰を出すのにお手伝いしたいのですが，何かできることありますか」「十分なことができなくて。何でも言ってください」とケアをした後に言葉を添えるなどである。また師長が「してほしいことはありますか」「何でも遠慮しないで言ってください」と言うと患者は安心して「この病棟に入院していてよいのだ」と感じることができる。

② 生きる力がわくケアリング（タイプ 5：Biogenic（バイオジニック））

　これらの看護師の行為やコミュニケーションこそが，ジーン・ワトソンが述べる，生きる力がわく（トランスパーソナルなケアリング）タイプ 5「Biogenic（バイオジニック）なことだ」といえる。看護師は，このレベルのコミュニケーションを身につける必要がある。入院患者が忘れることがないだろうと思う看護師である。

　ケアそのものは行為である。看護師の行為以上のものをすることで，患者に生きる力や患者が回復に向かう力がわく，患者が生命に感謝する，そのような力やエネルギー，スピリット，あるいは良い感情がわくことがすなわちケアリングである。

　以下にその例をあげる。

• 患者に真剣に向き合う看護師

　患者が疼痛で苦しんでいるときに，「遠慮しないでなんでも言ってください」「私，何でもやります」と真剣に言う。患者は，看護師が心の底から心配してそのように言ってくれたことを感じて，『ありがたいことだ』と思ったが，言葉がうまく出ずに「はい」とだけ答える。そして心の中で，今の看護師の言葉で『必ず元気になる』と誓う。

• 患者が納得できるよう対応する看護師

　ケアが終わったあとに「他に何かすることないですか」「何でも言ってください」と言葉を添えて，患者がさらに要求を表現できる機会を提供する。そして患者が何か要求をすると「わかりました」と答えて，すぐに対応する。一方，患者が「もうありません」と言うと「何かあったらいつでも呼んでください」と言う。このことでケアをしたいという気持ちと態度が患者に伝わる。患者は，そこまで看護師が思いを込めてケアしてくれていると思うと，自分も病気に甘えていないで，できることをしようと回復への力がわいてくる。

• 患者の心に配慮する看護師

　看護師がカテーテルの手術後に CCU で初めて清拭をするときに，「気持ちよいかと思って」と言って，フットバスにラベンダーを入れて用意する。患者は，看護師が配慮してくれたことを嬉しく感じ，心身ともに癒され，手術が無事に終わった安堵を感じ，生命力がわいてくる。

• 無駄がなくて手際がよい看護師

　例えば，シャワー浴の場面である。患者のシャンプーとリンス，タオルを患者の持ち物から患者の許可を得て用意する，酸素ボンベに切り替える，持続点滴のコンセントを抜く，スリッパを用意する，スリッパを履く手伝いをする，車いすへの移乗で危険がないように介助する，異常がないか確認する，ほどよく患者の力を活用する，狭い場所，知らない患者の持ち物の用意を短時間に行う，常に明るい言葉遣いをするなどである。患者は，看護師の配慮と手際の良さに感心し，安心して全てを任せて，自分でできることは自分でするようになる。

患者は1つの場面で看護師のさまざまなタイプのコミュニケーションを体験している

　患者は，次の例のように1つの場面で看護師との関わりの中で，前述のさまざまなタイプのコミュニケーションを体験する。

　例えば，ICUに入ってしばらくして，患者が「喉が乾きました」と言うと，A看護師が「明日の朝まで飲水はできません」と答えたときである（タイプ2「Biostatic（バイオスタティック）のコミュニケーション」）。

　患者は，そのことは手術前のオリエンテーション用紙に書いてあり，説明も受けていてわかっていた。でも，喉が渇いたのである。『知っています』と患者は思うが何も返事をせず，わかってもらえないと感じたので，「うがいをしたいです」「冷たい水で」と言うと，B看護師がうがい用の水を持ってきてくれた（タイプ3「Biopassive（バイオパッシブ）のコミュニケーション」）。

　今度は医師が来たときに，同じように要求すると，医師は「"氷"くらいならいいですよ」と言うので，C看護師に依頼して氷を細かく砕いて持ってきてもらった。患者は，最初からこのことを望んでいたのである（タイプ3「Biopassive（バイオパッシブ）のコミュニケーション」）。

　このように患者はA看護師の対応を受けて，B看護師や医師に，そしてC看護師に反応している。したがって，看護師はそれを前提として接することが大切である。

 ## 患者はコミュニケーションから看護師のケアの心，真意，技量を推測する

　コミュニケーションは，言語的コミュニケーションと非言語的コミュニケーションを通してメッセージを伝え，それらのメッセージの奥にあるあるいはメッセージの向こうにある発話者の思いや気持ちあるいは意図を想像して，そのメッセージの「真意」をつかもうとするものである。

　看護師と患者との間に生じるコミュニケーションの多くは，ケアという看護師の行為を媒介にしたものである。そうなると，患者と家族は，看護師のケアする行為とその場での看護師の言語的メッセージと非言語的メッセージから，看護師の「真意」すなわちケアのこころとケアの技量を感じ取るのである。

　表2に，注意した方がよいと思われる言語的メッセージや非言語的メッセージを示す。

　看護師と患者とのコミュニケーションは，医療の専門家としての看護師が健康の回復あるいは安寧を求めている患者と家族との間に生まれる対話である，という特別なものである。看護師の専門的な知識と技術とそして人間性が生み出す生きた対話である。

表2 注意した方がよいコミュニケーションの例

● **言葉の癖がある**
・例えば，「ね」の多用である。「○○しますね」「車椅子に移りますね」「ブレーキを外しますね」「では，動き出しますね」と末尾に「ね」をつける。「ね」が1つなら違和感はないが，多用する，あるいは連用すると患者は子ども扱いされたように感じてしまう。
・若い看護師，医師，臨床検査技師などに，そんなに重たいものを持ったり移動するわけではないのに「どっこいしょ」「よっこいしょ」と言う癖がある。
・「～～だけさせてください」が口癖である。例えば「血圧だけ計らせてください」と言って，その後体温と脈を測る。
・これからの行為を「○○していきます」と現在進行形を不要に使う。例えば「では，血圧測っていきます」というようにである。過去には「○○という"形で"」というように「形で」という言葉を用いる時代があった。他にも「○○の方（ほう）」。というように「方」を不要に使うときがあった。言葉の癖には，流行がある。

● **ベッドにぶつかる**
・ケアをしに来ると患者のベッドにぶつかり，ベッドの反対側の点滴を調整しようとすると，またベッドにぶつかる。車いすを用意すると，車椅子がベッドにぶつかる。
＊ナイチンゲールは，「患者のベッドに寄りかかったり，腰かけたり，不必要に震動を与えたり，また単に触ったりすることさえも，絶対にしてはならないと覚えておくこと。これは，どのような場合でも患者にとっては苦痛であり，苛立ちの種なのである。（中略）ベッドや長椅子の上では，患者は完全にあなたのなすがままであり，あなたが起こす震動のすべてを身体全体でもろに受けてしまうのである」[6]と述べているように，患者にとっては大きな衝撃なのである。

● **独り言を言う**
・例えば「あーこれか，これはどこだったかな」と独り言を言う。患者は突然のことでびっくりする。
・「また（失敗を）やってる」と自分に言い聞かせる。これには患者は心配になる。
・「○○さん。薬です」と言って薬を出して患者に渡す。その後すぐに「これで○○さんの薬は全部」と口に出す。患者と一緒に確認しているわけではないため，患者はきょとんとする。

● **順序を組み立てられない**
・例えば，食事の用意をして，それから酸素マスクを別のもの（鼻カニューラ）に交換する（患者は食事を待たされる）。滅菌の酸素マスクを取り出すとマスクを止める紐がない。もう一度紐を用意すると前の滅菌マスクは使用できないので，新しい滅菌マスクを使用する。

● **忘れ物が多い**
・例えば，点滴を替えるとトレーと中味をオーバーテーブルに置いていく，シャワー浴のときに点滴を防水の処置をして最後にテープで巻くと残りのテープをベッドの上に置いていく，シャワーから車いすで病室に戻ってくると車いすを部屋に置いていく。

● **患者の身体の上に物を置く**
・例えば，検査室で造影剤を使用する検査を受けるときに，患者の胸の上にトレーを置く。どんなに優しい言葉をかけられても患者は自尊心を傷つけられ気持ちが悪くなる。

● **ケアに心がこもらない**
・例えば，患者は，2日髪を洗っていないと気持ちが悪くなる。看護師は，そのことがわかっているので「今日髪を洗いましょう」と洗髪をしに行くと，看護師は無言で何も問いかけることなく，ささっと1回シャンプーをして終わる。患者はしっかりと洗髪してさっぱりすることを期待していたが，かえって髪がかゆくなる。

VI タッチングもコミュニケーションの1つ

ジーン・ワトソン[5]は，カリタス看護のモデルで，「他者にタッチングをするときに，看護師は，身体という物体にただタッチングをするのではない。魂が身体にタッチングす

るのである。実に，看護師が他者にタッチングをすることは，他者の身体だけでなく，他者の精神，心，そして他者の魂――他者の魂の源――にもタッチングするのである」と述べている。

さらに，「物理的な意味での身体は，単に人間の特性の"外的な側面"ではなく，身体としての物的なものから引き出された人間のスピリットと魂の真髄を運ぶものである，として，身体としての物的なものは患者のケアの焦点になるものの，身体－非身体のケアを行う，のがケアリングモデルのである」と力説している。

そして，「看護師は，他者の私的な身体－環境に入り，神聖な身体－物理的－個人的，私的な空間に関わる尊厳ある位置にいる。私的で親密感がある場で患者と家族にケアリング機能を果たす」と看護の独自性について触れている。

看護師が患者に触れるときは，ただ単に触れるのではなく，心を込めて触れることである。不思議なことに，心を込めて触れると，触れられた部位に患者は暖かさを感じる。例えば患者は，心を込めて足浴してくれる看護師の手から暖かさを感じ，脚の循環が良くなり，ほんのり赤みが増してくる。やがて身体全体が暖かくなり，活力がわいてくるのである。

Ⅶ ゆとりをもって患者に接するために

筆者がジーン・ワトソンの理論を実践しているコロラド州デンバーにある，The Children's Hospital を訪ねたとき，病棟の中に「Caring」として「私は，子どもに，家族に，私自身に，そしてお互いにケアリングします」という掲示があった。

この掲示のなかで私自身をケアリングする，という意味がわからなかったので，看護部長に意味を尋ねると「これは，ジーン・ワトソン博士が特に大切にしていることで，自分自身をケアリングして，看護師自身にゆとりがないと，他者をケアリングできない，という理念である」と説明してくれた。その後，たびたびワトソン博士とお会いする度に，ワトソン博士は自分自身を癒すことがケアリングのスタートであることをお話ししてくれた。

コロラド大学の大学院生や修了生とのセミナーで，自分自身をケアリングすることとして，以下のようにガイダンスをしてくれた。

> 「集中して，そして静かに。深く呼吸をする。心にたどり着いてください。
> はじめは心に集中してください。次に心を通じて呼吸をしてください。心を感じてください。思いやりの気持ち，優しさ，そして愛情を，そして許しを。そのように心を通して呼吸することで，より高いバイブレーションを感じることができます。
> 呼吸をすることで，エネルギーが放射されます。このことが，自分の周りのフィールドに影響を与えます。このような高いバイブレーションの振動は3メートルにわたり影響します。
> 混乱した，混沌とした状況からより統一された自己，エネルギーに到達できます。

このように自己が準備できた状態で患者さんと出会うことで，患者さんもあなたを受け入れる，そのフィールドに入って行く準備ができます。
　カリタスのフィールドの方法と呼ばれています。どこでも利用できます」

　前述の The Children's Hospital には当時，ヒーラーが 2 名いた。ヒーラーは誰をヒーリングするのか，と尋ねたら，「家族と看護師・医療者」とのことだった。いかに看護師を癒すことに力を入れているかがわかるエピソードである。

　看護師は，患者の話を聴こうと思っているが，いつも落ち着いた感情で話を聴けるわけではない。心が落ち着いていない，別のことを考えている，ということはよく起こることである。それでは，どのようにしたら心が落ち着けるのか。

　ワトソン博士は，深呼吸をする，息を吸うときによい考えやよい感情を思い起こして心の中に取り込み，しばらく息を止め，そして良くない思いや良くない感情を息を吐くときに吐き出すのである。

　このしばらく息を止めている状態を still point と呼び，訓練することで still point が広がり心穏やかでいられる。さらに，手洗いを清潔だけでなく心の平静を取り戻す瞬間にできる。患者の病室に入る前に，ひと呼吸おく，病室を芸術的に彩るなど，さまざまな方法を教えてくれた。

　看護師は，例えば自分の感情に気づくこと，マインドフルネス，瞑想，スーパーバイズを受ける，事例検討を行う，などの専門的な方法で自分の心の安定を図ることができるであろうし，なんでも話し合うことができる人間関係があれば，その場が癒しの集団であり，心が穏やかになるであろう。どのような方法であれ，看護師は，自分自身を癒し，穏やかな状態を作り出すようにする。それができて初めて，患者を病名や症状を超越して，患者の主観的な内なる生命の世界に耳を傾けることができるようになる。

[引用文献]
1）Watson J：日本のメンタルヘルス領域の方々へのメッセージとしての愛とケアリング．第 2 回日本精神対話学会特別講演，2005.
2）フローレンス・ナイチンゲール著，湯槇ます・他訳：看護覚え書，第 7 版．現代社，2018，p102.
3）ジーン・ワトソン著，川野雅資，長谷川浩訳：ワトソン 21 世紀の看護論．日本看護協会出版会，2005，pp205-206.
4）前掲書 3，pp213-215.
5）Watson J：Nursing The Philosophy and Science of Caring. Revised Edition, University Press of Colorado, 2008, p145.
6）前掲書 2，p95.

第 I 章

看護師のコミュニケーション

> **▶ POINT**
> ・コミュニケーションはメッセージの伝達である。
> ・メッセージは、言語的と非言語的方法で伝達し合う。
> ・看護師のコミュニケーションは，構え，間合い，技術，そしてアサーションが鍵になる。

はじめに

コミュニケーションは，考えや気持ち，意志や意味の伝達である。伝達することは，日常的な挨拶から自分の生きた証を伝えるような深いそしてスピリチュアルなことまである。

コミュニケーションの方法には，言語的コミョニケーションと非言語的コミュニケーションがある。

言語的コミュニケーションは，話し言葉，書き言葉などで直接的なメッセージが主体である。

非言語的コミュニケーションは，ジェスチャー，表情，声の調子，声の高さ，話す速さ，姿勢，位置，（服装，ヘアスタイル，装飾品などの）外観，絵，イラスト，音，視覚に映る環境，場，空気，香り，文字の太さ，下線を引く・囲む・色付けするなど，多種多様にある。これらの非言語的コミュニケーションは，言語的コミュニケーションを装飾する働きがある。

しかしながら，非言語的コミュニケーションは言語的コミュニケーションを補足するだけのものではなく，時には，伝達したい事柄の多くを非言語的コミュニケーションが指し示していることがある。

感情を伝えるのに言語的コミュニケーションが7%，38%が声の調子という非言語的コミュニケーション，そして55%が表情によって伝えている，という有名なメラビアン[1]の法則にある。メラビアンのデータを完全に信じることができないとしても，多くのメッセージは非言語的コミュニケーションで伝えられている。

このことから，非言語的コミュニケーションに注意を払わないとメッセージを誤解する，言語的コミュニケーションの意味が正確に理解できないときほど非言語的コミュニケーションに注意を集中する，ということは理解できるだろう。人は，言語的コミュニケーションと非言語的コミュニケーションの両方の手段を使って伝達し合っているので，相手が伝達していることを理解するために，その両者を把握することが必要である。

I コミュニケーション技術の基本的な知識

　看護師のコミュニケーションは，時間が確保されているときと確保されてないときがある。看護師は，患者，家族，地域住民と病院，クリニック，外来，在宅，保健センターなどさまざまな場でコミュニケーションをもつ。そして，看護師は他職種専門家，非専門家を含めた集団でケアを行うので，医療チーム，医療外チームとコミュニケーションをとる。

　例えば，2年目の看護師は，患者とのコミュニケーションに慣れたとしても，家族とのコミュニケーションは慣れずに緊張する，または入院中の患者とのコミュニケーションは自信があるが，訪問して会話をすることには戸惑いがある，ということがある。

　看護師のコミュニケーションは，会話する時間，対象，場によって影響を受ける。

　看護師は，患者と出会うときに，常に自分のペースで出会うとは限らない。朝，情報共有の後に病室を訪室するときは，比較的自分のペースで患者と出会うことができる。しかしながら，多くは，自分が予定しているケアの間に他の患者からナースコールがあり，予定していた時間通りではなく複数のケアを行う，などにより自分の予定通りにコミュニケーションをとれるわけではない。そのような流動的な状況にいるというのが看護師である。さらに，看護師は，患者や家族だけでなく，他職種専門家・非専門家と協働するチームの中でコミュニケーションをもつ。

　以下にコミュニケーション技術の基本的な知識を示す。

① 構え

　多くの人はコミュニケーションをとるときに，前述の自分のペースであれば，落ち着いてコミュニケーションをとることが可能である。これは，安定した「構え」が整うからである。経験が浅い看護師は，時間的に余裕がない家族や，医師との調整など，慣れていないコミュニケーションをとるときは，自分のペースが崩れてしまい「構え」が不安定になる。

　そうすると，ぎこちない発言，要領を得ない言葉，しどろもどろ，冷や汗をかく，落ち着かない，顔がこわばる，などいつもと違うコミュニケーションになる。「構え」が安定すると，落ち着いた口調で，大切な内容を，相手にわかりやすく伝えることができる。そうすれば，相手も落ち着くものである。

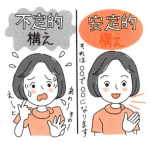

② 間合い

　看護師は，会話だけのコミュニケーションよりも，バイタルサインを測定する，採血をする，点滴を交換する，洗髪をする，包帯交換をする，などケアを伴うコミュニケーショ

ンが多い。そのケアの場にふさわしいコミュニケーションがある。例えば，バイタルサインを測定するときは，昨日のデータとの違いや今後の予定を話題にすることがよいであろうし，洗髪をするときは，少し社交的な，日常的なことを話題にするとよいだろう。

看護師の「間合い」は，重要な非言語的コミュニケーション技術といえる。例えば，バイタルサインの測定で，体温計を渡すときに，「お熱を測りましょう」と言うことで，患者が体温計を受け取る準備をするまでの時間を「待つ」ことができる。患者が急いで準備をしないと，と思うことがないような，絶妙な「間合い」である。

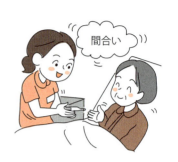

また，看護師と患者との距離にも「間合い」がある。離れた位置で会話すると，患者は落ち着かない。適度な距離という「間合い」を保つと，患者は落ち着いて会話ができる。

③ 言語的コミュニケーション技術

看護師の言語的コミュニケーションは，技術である。そこには，意図があり，技法がある。技術だと理解すれば，訓練すれば誰でもが身に付くものなので，言語的コミュニケーション技術を修得することができる。

しかしながら，コミュニケーション技術は，看護技術の中で最も教育することが難しい技術である。それは，生来私たちは言語的コミュニケーションを使ってきた，今さら学ばなくても言葉を話すことができる，と思っているからである。他者から自分のコミュニケーション技術がもとでトラブルになったことなどを指摘されないと，改めて学習しようとは思わない技術である。

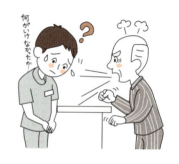

④ 非言語的コミュニケーション技術

非言語的コミュニケーション技術には，外観がまず大きな要素を占める。清潔なユニフォームをきちんと着こなしているだけで患者は安心感が増す。ほどよい化粧や華美でない腕時計や眼鏡などが清楚な感じだと好印象に繋がる。笑顔，急がない動作，穏やかな口調，患者の状態に合わせた声の調子，など看護師に求められる非言語的コミュニケーション技術には奥深いものがあり，ある種の演技者でもある。

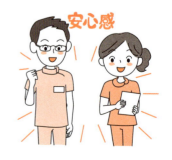

一方，ベッドにぶつかる，車いすがベッドに当たる，車いすの位置が遠い，時間がかかる，絆創膏や注射針のキャップなど処置の後に忘れ物をしていくなどの看護師の行動も非言語的なメッセージとして残していくものである。

⑤ アサーティブネス

看護師は，患者とその家族への直接的なケアやサービスと同時に，患者とその家族に保健・医療・福祉・看護サービスを提供するために他職種と連携をしていることから，他職種とのコミュニケーションが不可欠である。

チーム医療における看護師の役割は，ある目標に向かって共同で取り組むチームアプローチの実践である。チームアプローチには，❶一施設内の1つの部署の同一職種内の連携，❷一施設内の1つの部署の多職種間の連携，❸一施設内の他部署との連携，❹他施設・機関・サービス間との連携がある。

このように多様な人々と多様なテーマや課題について連携するにはコミュニケーション技術が重要になる。その鍵は，アサーティブネスなコミュニケーションを実践することである。**アサーション**とは，相手の立場や権利を侵すことなく，自分の意見，感情，権利を抑圧せず適切に表現する行動である。そこには自己と他者を公平に尊重する対等な立場でコミュニケーションをすることが前提になる。そして，自分に対しても，相手に対しても誠実であることである。誠実とは，相手に自分の考えや感情を伝えることで，相手が自分の考えや感情を理解できることであり，そして，相手の考えや感情，そして行動の意味を理解することである。自分の考えや感情を相手に伝えるには勇気が必要なときがあり，この勇気が率直なコミュニケーションに繋がる。

患者や家族との間でのアサーティブなコミュニケーションが必要なときは、患者や家族のニードが、医療者が考えている健康や回復、緩和の方法と異なるときである。

チーム医療における看護師のアサーティブなコミュニケーションが必要なときは、他職種専門家や非専門家との見解が異なるときである。

言わなくてもわかる時代から相互に表現して理解する時代に日本の医療・看護の文化が変わった。確かめ合うこと，相互理解すること，合意を形成することが大切なのである。

アサーティブなコミュニケーションではない会話の仕方を**ノンアサーション**といい、大まかに❶攻撃的，❷消極的，そして❸作為的の3つの会話の仕方がある。❶攻撃的とは，相手の言い分を無視し，軽視するものである。自分の感情を相手に一方的にぶつけることなどをいう。❷消極的とは，相手の言うことを「ひどい」と思いながらもその感情を抑圧し，自己犠牲的な態度をとること，あるいは自分の考えや判断があるのだが，それを言うと相手が不快に思うのではないか，と先回りして何も言わないで「はい」と同意することをいう。実は，相手の考えや思いを受け入れてはいないので，このこと

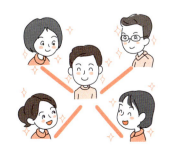

が重なると相手に対して怒りの感情がわいたり，あるいは怒りの感情が自分自身に向けられると自尊心の低下や無力感に繋がり，仕事への意欲が低下する。❸作為的とは，相手に悪いなと思わせて，自分の得たいものを得る会話の仕方をいう。交換条件を提示して最後は自分が得をするように仕向けたり，相手が悪いなと感じるように相手の感情を操作する。

このようなノンアサーションのコミュニケーションは，人間関係に軋轢や不満，不信を生む，相互に過度のストレスを感じる，欲求不満から怒りが爆発するということにつながる。それらは反社会的な行動やうつ病，物質・買い物・ギャンブル依存，あるいは虐待や意地悪の原因になる。時には，仕事を続けることが苦痛になり，離職につながる。

看護師に必要なアサーティブなコミュニケーション技術は，さまざまな場面におけるコミュニケーション技術を訓練して，アサーティブなコミュニケーションスキルを身につけることである。コミュニケーション技術を高めるよい方法は，❶効果的なコミュニケーション技術を知る，❷モデルとなる看護師のコミュニケーション技術を見る，❸ロールプレイングを繰り返す，❹他者からの評価を率直に受け入れる，❺自分の思考と感情に気づき，それらを受け入れ，素直に表現することである。特に，アサーティブなコミュニケーション技術習得にはロールプレイングが効果的である。「性格は変えにくいけどコミュニケーションスキルは変えられる」からである。

● ● ● 川野雅資

[引用文献]

1）Mehrabian A: Silent messages. Wadsworth Publishing Company, Ins, California, Belmont, 1971, p52.

[参考文献]

1）Mehrabian A, Wiener M: Decoding of inconsistent communications. J Pers Soc Psychol 6（1）: 109-114, 1967.
2）Mehrabian A, Ferris SR: Inference of attitudes from nonverbal communication in two channels. J Consult Psychol 31（3）: 248-252, 1967.
3）Mehrabian A: Nonverbal communication. Aldine-Atherton, Illinois, Chicago, 1972.

演習 >>> 1-1

❖ ねらいと概要

- 以下の事例について「患者役」「看護師役」「観察者役」を決めてロールプレイングをしてみよう。
- 3人一組になって，演習の事例（場面設定）を全員に説明する。事例について，それぞれの役割分担が書かれたカードが配布されます。
- 事例に基づいて，コミュニケーションを行います。

❖ 事例の紹介

事例 1　入院中の患者の事例

患者役用

　患者は55歳で公的な仕事の管理職をしている。実直な性格で堅実に仕事と家庭生活を送っている。胃がんの手術目的で入院した。食事が十分にとれず補液で補っている。諸検査がほぼ終了して来週の月曜日に手術予定である。

　今は金曜日の13時で朝からの検査が終わったところ。今日は検査のために朝食と昼食は食べていない。看護師が遅くなった昼食を運んでくれた。看護師が話しやすそうだったので，思い切って「これから日曜日の夕方まで外泊したい」と看護師に相談したいと考えている。

看護師役用

　患者は55歳で公的な仕事の管理職をしている。胃がんの手術目的で入院した。食事が十分とれず現在は補液で補っている。諸検査がほぼ終了して来週の月曜日に手術予定である。今日は金曜日で，患者は検査のために朝食と昼食を食べていない。

　検査が終わった13時に昼食を運ぶところ。おいしく食べていただこうと思い，レンジで温めてきた。食事のこと以外に何か気になることとか，心配なことはないか，これで検査が終わったので，ゆっくりしてほしい，という気持ちで訪室した。主治医は，今手術中でいつもだと17時くらいに手術が終わり，検査結果を見て18時くらいに患者に手術の説明に来る予定。今後は，補液を続け日曜日の夕方から術前の処置が始まる計画。

事例 ❷　在宅での患者の事例

❖ 進め方

❶ 言語的コミュニケーションと非言語的コミュニケーションを振り返ります。
❷ 可能であれば動画を撮影します。
❸ 動画を再生して再度言語的コミュニケーションと非言語的コミュニケーションを検討します。
❹ 第3章と第4章を学習したら，コミュニケーションの意図と技術についても討議します。

患者役用

　患者は87歳の男性で，肺がんの末期の状態である。家族はできるだけのことをしたい，痛みは取り除いてあげたい，そして一日でも長く生きていてほしいと希望している。患者もそう思っていたが，最近はもう治療は止めていいと，思うようになった。毎日看護師か主治医が訪問して点滴をしに来てくれる。今日は，看護師が訪問して点滴をする日。看護師にも医師にも安心して話せるので，今日は訪問してくれる看護師に日頃考えている思いを話してみよう，と思った。

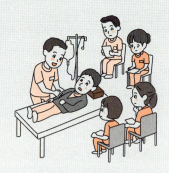

看護師役用

　患者は87歳の男性で，肺がんの末期の状態である。お粥は食べられるが，あまり食欲はない。家族はできるだけのことをしたい，一日でも長く生きていてほしい，痛みは取り除いてあげたいと希望している。患者もそう言っていた。毎日看護師か主治医が訪問して点滴をしている。今日は，看護師(私)が訪問して点滴をする。訪問バッグを持っていつものように訪問をする。バイタルサインを測定して，異常はなかった。点滴は，麻薬の鎮痛薬である。貼付する薬もあるが，患者には貼付する薬では痛みが取りきれないので主治医，ケアマネジャー，本人，家族，そして看護師(私)と話し合って，毎日点滴をすることになっている。

演習 >>> 1-2

❖ ねらいと概要

・以下の場面でどのようにコミュニケーションを取るか，ロールプレイングで試してみよう。

❖ 場面（新人看護師と先輩看護師）

　昨日教えてもらった点滴のセットについて，家に帰ってから復習したのに，いざ行うとなると忘れてしまった。先輩看護師は忙しそうにしている。今ナースステーションに戻ってきた。

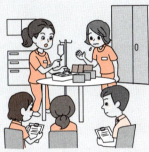

新人看護師役

「忙しそうにしている先輩にどうやって話しかけよう。早くしなくちゃいけないし」

先輩看護師役

「朝，予定していたことよりもケアが多くなった。次々とやらなくては」

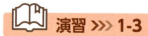 演習 >>> 1-3

❖ ねらいと概要

- 以下の場面でアサーティブなコミュニケーションについて，ロールプレイングをしてみよう。
- 3分間ぐらい行い，それぞれが感じたこと，考えたことを振り返り，発表し共有しよう。

❖ 場面（患者と受け持ち看護師）

糖尿病の教育入院で3回目になる40代の男性患者。売店でおやつを買っていたところを見たと他の看護師から言われた。

受け持ち看護師役

「あんなに食事療法について勉強しているのに。しかも今回，間食ができないことを学習したのに」

患者役

「見つかったか(とバツの悪い気持ち)と同時に，しょうがないだろう，あんな少しの食事量じゃ足りないよ。腹が減って昨日も寝付けなかったんだから」

❖ ロールプレイの設定

- 1回目
  - ノンアサーティブな看護師役(攻撃的)
  - ノンアサーティブな患者役(消極的)
- 2回目
  - アサーティブな看護師役
  - ノンアサーティブな患者役(攻撃的)
- 3回目
  - アサーティブな看護師役
  - アサーティブな患者役

第2章

コミュニケーション（会話）のレベル

> ▶ **POINT**
>
> ・コミュニケーションには以下の3つのレベルがある
>   ①社交的レベルのコミュニケーション
>   ②日常生活レベルのコミュニケーション
>   ③病状レベルのコミュニケーション
> ・3つのレベルが移行して会話が進む

I　コミュニケーションレベルの分類

　精神科医の加藤[1]は，精神科医（治療者）と患者との間でなされるコミュニケーションは，大きく4つの層に区別できる，としている。それは，❶世間話のレベルのコミュニケーション（例えば，天候，スポーツ，流行歌，事件，世間の動きなど），❷社会生活レベルのコミュニケーション（例えば，家族と外出したとか，人と会った，仕事に行ったなど），❸症状レベルのコミュニケーション（例えば，幻聴，被害妄想，関係妄想，自然な自明性の喪失についてなど），そして❹言語で表出不能な，当人にとり謎めく未知の存在Xのレベルでのコミュニケーションである。

　加藤の最初の3つのレベルは，筆者の臨床経験から同意できる内容である。レベル❹のコミュニケーションは，おそらく精神科医である加藤は，患者と深い病状について会話することから明らかになったのだろう。看護師である筆者は，そこまで深い会話をすることが少ないことによる違いなのではないかと想定できる。筆者は，以下の3つのレベルで患者と看護師との間のコミュニケーションを検討する。

　患者とのコミュニケーションのレベルには，下記の3つがある。

① 社交的レベルのコミュニケーション（レベル①）

　社交的レベルのコミュニケーションによって，「雨が降っている」「蒸し暑い」などの天候，「道路が混んでいた」「電車が遅れた」などの移動手段，「軽そうなコートですね」「素敵なスカーフですね」などの外見などの世間話で，治療や回復に関して特別な意味がないレベルのコミュニケーションである。「おじゃまします」「よろしくお願いします」「こんにちは」などの挨拶も社交的レベルのコミュニケーションである。

　この社交的レベルのコミュニケーションが相互に気持ちがうちとけたり，親しみやすさや安心感をもたらす。それと同時に，例えば「素敵なスカーフですね」という社交的なレベルのコミュニケーションが，次の日常生活レベルのコミュニケーションや病状レベルのコミュニケーションに結びつくことがある。このような結びつきは信頼感へと発展する入口である。

② 日常生活レベルのコミュニケーション（レベル②）

日常生活レベルのコミュニケーションは，食事や睡眠，入浴や買い物などの日常生活や，学校や仕事などの社会生活に関するコミュニケーションである。特に，健康が障害されると，機能的に日常生活のレベルが低下するだけでなく，日常生活に対する意欲や欲求が低下する。そして，そのことが病状にも影響を及ぼす。例えば，便秘で苦しんでいるために意識障害が生じる，ということがあげられる。

看護は，健康障害が及ぼす生活反応を支援する専門家である，と考えるならば，日常生活レベルのコミュニケーションが看護師のコミュニケーションの要になる。そして病状レベルのコミュニケーションとつながり，日常生活レベルのコミュニケーションとの間で行き来する（）。

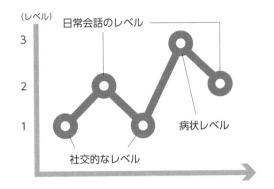

図 コミュニケーションレベル

③ 病状レベルのコミュニケーション（レベル③）

病状レベルのコミュニケーションは，痛みや発熱などの症状そのものと，血圧や血糖値，検査結果など症状を示唆するものに関するコミュニケーションである。時には，疾患の重症度や生命の維持に関わる医学的な内容も含む。さらにすすむと，受けている薬物療法などの治療が生体に及ぼす影響を判断するレベルのコミュニケーションに至る。看護師の専門性が高まれば高まるほど，病状レベルのコミュニケーションの重要性が増す。

II 看護師と患者のコミュニケーションの例

次の例は，統合失調症患者と看護師のコミュニケーションである。患者は面接室までやってくる。面接室から庭が見え，池には鯉がいる。看護師は，何か飲み物を用意して，面接を行っている。

場面 1

会話数		時間	会話の内容	レベル
看護師	患者			
1			新緑がすごいでしょ。(★1)	社交的なレベル (レベル①)
2			花も。	
	1		さくらんぼ, できてますね。　　　　　　　[視覚]	
3			さくらんぼ, できてます？	
	2		ええ。	
4			あ, ほんと？	
	3		いっぱいできてます。	
5			え, 気付かなかった。	
6			そうですか。	
	4		はい。	
7			食べられるかな。	
	5		食べられると思うんですけど, すっぱいと思いますよ, たぶん。	
8			ああ, そう。	
	6		はい。	
9			そうですか。	
10			ありがとうございます。	
	7		あ, いえ。	
11			(浄水器の音が) うるさいですか？　　　[聴覚]	
	8		あははは (笑)	
	9		いえ, 別に。　　　　　　　　　　　　　[聴覚]	
12			大丈夫？	
	10		はい。	
13			うるさかったら, 窓閉めますけど。	
14			結構うるさいと思います。	
15			あれ (浄化機) やると池の水がね, キレイになるんだよ。	
	11		ええ。	
16			ちょっと雨が降ったりなんかして。	
	12		ええ。	
17			なんか (面接室が) 狭苦しくて申し訳ないですね。	
	13		いえ, 大丈夫です。　　　　　　　　　　[体感]	
18			大丈夫ですか？	
	14		はい。	
19			この最後の一滴がおいしい。	
20			(笑)	
	15		(笑)	
21			どうぞ。	
	16		あ, すみません, いただきます。	
22			今日も伊勢茶です。	
	17		え, 伊勢茶？	
	18		はい。	

場面 1 (つづき)

看護師	患者	時間	会話の内容	レベル
23			伊勢茶。三重県の。	
	19		はい。	
	20		いただきます。	
24			はい。	
	21		あー, うまいですね。	[味覚]
25			うまいですか?	
	22		はい。	
26			よかった。	
27			ここでしか, お茶飲まないでしょうから。	
28			(笑)	
	23		(笑)	
29			Sさん, 2週続けて来れましたね。(★2)	
	24		ええ, まあなんとか。	
30			ねえ。	
	25		ええ。	
31		3:40	いかがですか?	
	26		ええ, まあ……	
	27	3:50	なんか毎日が退屈っていうか。	
32		3:57	あ, 退屈になりました?	
	28	4:01	ええ, まあ……	
	29		うん。(★3)	
	30	4:10	誰とも話さない日もあるし, ありますし。	
33			ええ。	
	31		ええ。	
34			一日, 誰とも話さないとね。	
	32		ええ。	
35			だんだん, 口が動かなくなっちゃいますよね。	
36			(笑)	
	33		(笑)	
37			滑舌が悪くなりますよ。	
	34		ええ。	
38			Sさん, 初めてですね。退屈になったって言ったのは。	
	35		ええ, そうですか?	
39			うん。	
40			言葉では。	
	36		ええ。	
41		4:50	うん。	
42		4:58	お母様とは, 一緒に食事しても。	
	37		ええ。	
43			しゃべらないって, ときあります?	

日常会話レベル（レベル②）

場面 1 （つづき）

会話数 看護師	患者	時間	会話の内容	レベル
	38		ありますね。	
44			ああ,	
45			今は, あんまりお母様には, あの, なんでなんだ, みたいなの, 言わないときがある？	
	39		まあ, なんていうか……	
	40		うーん,	
	41		いや, 心の中では思ってるんですけど。	
46			ええ。	
	42		いつも答えが一緒なんで。あっちも。	
47			あああ。	
	43		ええ。	
48			言ってもしょうがないかな？	
	44		ええ。	
	45		同じことかな, 意味がないかな, と思ったら,	
49			ええ。	
	46		話さないですし。	
50			ああ, そうですか。	
	47		ええ。	
51			叔父様っていうのは電話しない日があるんですか？	
	48		あ, 電話しても出ない日があるんですね。	
52			ああ, そっか, そっか。	
	49		ええ。	
53			まあね, ご用事があったりしてるときもあるかもしれませんね。	
	50		いや, 用事はないですよ。	
54			ああ, そう。	
	51		ええ, 寝てるだけです。	
55			ほう。	
	52		ええ。	
	53		いつも, 同じ時間, 同じ時間帯にかけ, 電話してるんだから,	
56			うん。	
	54		その時間帯は起きててくれてもいいのにな, と思うんですけど。	
57			うーん。	
	55		ええ。	
58			そんなに, 極端に遅い時間じゃないんでしょ？	
	56		（夕方の）7時ぐらいですね。	
59			通常だと, まだ, 寝るには早いよね。	
	57		ええ。	
	58		いや, なんていうか, うたた寝っていうか。	
60			ああ, そっか。	
	59		ええ。	

場面1 （つづき）

会話数 看護師	患者	時間	会話の内容	レベル
61			それで出れないときがあるんだ。	
	60		ええ。	
62		6:55	Sさんご自身の生活はいかが？	
	61		ま，変わらないですね。	
63			ああ。	
	62		ええ。	
64			夜，寝るのも。	
	63		ええ，何も変わらないです。	
65			早くならない。	
	64	7:06	ええ。	
66		7:16	相変わらず，コーヒーが，	
	65		ええ。	
67			10杯ぐらい。	
	66		ええ，そうですね。	
68			たばこが2箱。	
	67		ええ。	
	68		どっかで，チェンジしていかなきゃな，と思うんですよ。（★4）	病状レベル（レベル③）
69			うーん。	
	69	7:38	ええ。	
	70	7:48	まあ，なんていうか……	
	71	7:55	なんていうか，環境を変えたいっていいますか。	
70			ええ	
	72	8:01	自分の。	
71			うん。	
	73	8:14	で，まあ……	
	74	8:26	そこで，	
72			うん。	
	75	8:30	1つの構想がわいてきたっていうか。	
73			ほう。	
	76	8:36	ええ。	
	77	8:40	まあ，違う土地ですよね，要は。	
74			うん。	
	78	8:45	違う土地で生きるっていう。	
75		8:46	ああ。	
76		8:57	岡山でもなく？	
	79		ええ。	
77		9:00	東京でもなく？	
	80		ええ。	
78			ああ。	
	81	9:08	まあ，あるかないかは，わからない，わからないんですけど，	

場面 1 （つづき）

会話数 看護師	会話数 患者	時間	会話の内容	レベル
79			はい。	
	82	9:13	まあ，僕の中では，	
80			うん。	
	83		神様の国に行きたいっていうか。	
81		9:18	ああ。	
	84	9:18	ええ，サンクチュアリ・ワールドって言って呼んでるんですけど。	
82		9:24	うん	
83		9:38	……そういう所があるんですね。	
	85	9:42	僕はあると思ってます。	
84			はあ。	
	86		ええ。	
	87	9:49	だから母にも，	
85			うん。	
	88		サンクチュアリ・ワールドに行きたいって言ったんですけど，	
86			うん。	
	89	9:59	ま，それは無理だって，	
87			ああ。	
	90	10:02	いうことなんで。	
88			うん。	
	91	10:07	まあ，ある意味では，逃げてると思われるかもしれないんですけど。	
89			現実からね。	
	92		現実からも，今の苦しみからも。	
90		10:18	ああ。	
	93		ええ。	
	94	10:30	だから，母親に言ったんですよ。	
91			うん。	
	95		日本が	
	96		自分の	
	97		足枷になってるって。	
92		10:40	うん。	
	98	10:49	だから，	
93			うん。	
	99		ちょっと連れてってくれないかって頼んだんですけど，	
94			うん。	
	100	11:00	まあ，無理でしたね。	
95			う〜ン。	
	101		ええ。	
96		11:05	行くとしたら，どうやって行くの？	
	102		いや，大統領のWさんが出てくるんですよ，そこで。	
97			ああ，そうなんですか。	

場面 1 （つづき）

会話数 看護師	会話数 患者	時間	会話の内容	レベル
	103		ええ。	
	104		大統領のWさんが全部知ってるっていうか。	
98			うん。	
99			じゃあ大統領のWさんと会えれば,	
	105		会えれば行けます。	
100			そこから先は,わかる。	
	106		会えば,たぶん行けると思います。	
101			ああ,そうなんですか。	
	107	11:28	ええ。	
	108	11:30	で,もう,日本は知らないって言ってやったんですけど……	
102			うん。	
	109	11:40	自分一人でサンクチュアリ・ワールド行くって言ったんですけど……	
103			うん。	
	110	11:55	うん。	
	111	12:02	でも,まあ,	
	112	12:07	ちょっとそれは,あれですね。	
	113	12:14	まずい,まずいな,と最近は思い始めてます。	
104			ああ,そうですか。	
	114	12:18	ええ。	
105		12:24	じゃあ,現実からは,さよならはできない。	
	115	12:31	まあ,さよならしたいんですけど。	
106			うん。	
	116	12:40	だから,なんか,芥川龍之介の	
107			うん。	
	117		「蜘蛛の糸」に似てるな,と思って。	
108		12:48	ああそうなんですか。	
	118		ええ。	
109		12:57	なんか,抜けられない,みたいなのですか。	
	119		ええ,地獄から	
110			ええ。	
	120		抜け出ようとした男が,	
111			うん。	
	121		地獄の亡者どもを	
112			うん。	
	122		叩き落として。下に。	
113			うん。	
	123		自分だけ這い上がろうとした,したんで,けど。	
	124		お釈迦様は,またこの男を地獄に戻したんですけど,	
114			ああ。	
	125		結局,僕も,現実の苦しみ,	

場面 1 （つづき）

看護師	患者	時間	会話の内容
115			うん。
	126		から逃れようとしてるんですけど，
116			うん。
	127		一人で行くっていうのは間違ってるかな，と思うんですよ。一人でサンクチュアリ・ワールドに行くのは。
117			ああ。
	128		ええ。
118			自分だけっていう意味？
	129		ええ，自分だけ。
119			自分だけ行くのは，
	130		ええ。
120			ちょっとわがままかなっていうんですか。
	131		（笑）
	132		いや，
	133		つまり，また地獄に叩き落とされるっていうことですよ。
121			ああ，そっか。
	134		ええ，そうしてしまうと。
122			うーん。
	135		結局，現実の苦しみから，
123			うん。
	136		逃れられなくなるのかなっていう。
124			うん。
	137	13:58	ええ。
125		14:09	じゃあ，どうする？
	138	14:15	ですから，なんか……
	139	14:23	なんか，いい方法を
126			うん。
	140		知ってると思うんですよ，大統領のWさんが。
127		14:27	あ，大統領のWさんが知ってるのね。
	141	14:29	ええ。
128		14:36	Sさんは，答えはないですか。
	142		ないです。
129			ああ，そう。
	143	14:41	ええ。
130		14:53	この生活を変えなきゃって，（★5）
	144		ええ。
131			さっき言われたから，
	145		ええ。
132			もうちょっと単純なことなのかな，と思ったんだけど。
133			（笑）

日常会話レベル（レベル②）

場面 1 （つづき）

会話数 看護師	患者	時間	会話の内容	レベル
	146		ええ，生活態度は，	
134			（笑）	
	147		いつでも変えられますから。	
135			ああ，そうですか。	
	148		そういうことじゃなくて，もっと，	
136			うん。	
	149		自分の環境のことについて。	
137			ああ，もっと，おっきいことなんですね。	
	150		ええ，もう少し。	
138			う〜ン。	
139			コーヒーを10杯から8杯にしよう，とかっていう話じゃないんですね。（★6）	
140			（笑）	
	151		（笑）	
	152		そう，そういうのは別に，	
141			やろうと思えば別にできる。	
	153		やろうと思えばできるんで。	
142			ああ，そっか。	
	154	15:17	ええ。	
143			ふうん。	
144		15:26	ま，そういう，あの，おっきなこともいいけど，やっぱ，お茶飲むと，お茶はお茶でおいしいでしょ？（★7）	**社交的なレベル**（レベル①）
	155		おいしいですね。	
145			ねえ	
	156		なんか，あと，ようかんでもあればいいな。	
	157		（笑）	
146			あっ，ようかんね。	
147			（笑）	
148			食べるの？	
	158		いや，ようかんと合いそうなお茶ですよ，これ。	
149			合いますよね。	
	159		ええ。	
150			Sさん，ほらダイエットしてるから，	
	160		ええ。	
151			出しちゃいけないかなと思ってたんだけど。	
	161		ああ，出さなくていいです。	
	162		で，でも，	
152			ああ	
	163		なんか，このお茶がようかんが合う。　　［味覚］	
153			お話が，お話としてね。	

場面 1 （つづき）

看護師	患者	時間	会話の内容	レベル
	164		ええ。	
154			味覚としてね。うん。	
	165		ええ。	
155			ご要望とあれば，ご用意しますよ。	
156			（笑）	
	166		いや，いいです，いいです。	
	167		また，体重，元に戻ってしまって。（★8）	
157			あ，そうなの？	日常会話レベル（レベル②）
	168		ええ，70キロですね，今。	
158			ああ〜。	
	169		ちょっとショック受けてるんですよね。	
159			う〜ん。	
160			そんなに，食べてるわけじゃないのにね。	
	170		ええ。	
	171		食べないで，	
161			うん。	
	172		やっと体重維持できるっていうか。	
162			ああ〜。	
	173		食べると太るんですよ，もう。	
163			うん。	
	174		ちょっとでも食べたら。	
164			うん。	
	175		でも，人間，食べないわけにはいかないんで。	
165			うん。	
	176		腹筋，腹筋も，なんか面倒くさいし。	
166			ああ〜。	
	177		すごい……	
	178	16:45	うーん……	
	179	16:58	ま，あったかくなってきたんで，	
167			はい。	
	180		朝，歩こうかなと思うんですよ。	
168			うん。	
	181		え，公園を。	
169		17:05	うん。	
170			前，お母様と一緒に歩いてましたもんね。	
	182		ええ。	
	183		ちょっと寒くなったから中断してたんですけど。	
171			ええ	
	184		だから，またちょっと歩こうかなぁ〜って，今考えてるとこなんですけど。	

場面 1 （つづき）

看護師	患者	時間	会話の内容	
172			うん。	
	185		ただ，早起きしないと，	
173			うん。	
	186		いけないんで。	
174			うん。	
175			一回起こしていただけば，大丈夫だと思うよ。そしたら	
	187		あ。	
176			変わっちゃうかも。ぐるっと。	
	188		あ，そうですか？	
177			うん，	
178			最初だけ起こしてもらえば。	
	189	17:38	ええ。	
179		17:46	もう今ね，窓開けてても寒くないですもんね。	
	190		ええ。	[皮膚感覚]
180			いい季節になりましたよ。	
	191	17:53	ええ。	
181		18:09	食べないわけにいかないから，やっぱり，食べて運動するっていうほうがいいでしょうね。	
	192	18:15	ええ，そうですね，ええ。	
182		18:38	……なんか考えてます？今。	
	193		いや，なんか，キレイだな，桃の花が。（★9）	[視覚]
	194		（笑）	
183		18:42	キレイでしょ？	
	195		ええ。	
	196		なんか，ウエディングドレスみたいな。	
184			うん。	[視覚]
	197		ええ。	
185			光り輝いてません？	
	198		ええ。	
186			日に当たって。	
	199		すごいキレイです，はい。	[視覚]
187			ねえ。	
188			もう散ってるんだけど，今日はね，一番キレイかもしれない。	
	200		ええ。	
189			先週よりもキレイですよね，なんかね。	
		19:03	ええ。	
190		19:10	ウエディングドレス。	
	201		みたいですよ。	
191			うん。	
	202		なんか。	

社交的なレベル（レベル①）

場面 1 (つづき)

会話数		時間	会話の内容	レベル
看護師	患者			
192		19:19	あ，（池の鯉が）Sさんの（あげた）餌を食べますね。	
	203		（笑）	
	204		今，ポコって音がしたんで	［聴覚］
193			ええ（笑）	
	205		何かなと思ったら。	
194			食べたんですよ。	
	206		（笑）	
195			（笑）	
196		19:33	新緑の季節って言いますけど，ほんとにね，緑が，	［視覚］
	207		ええ。	
197			キレイになりましたね。	
	208		そうですね。	
198			気持ちいい。	
	209		ええ。	
199		19:52	……Sさんも，お宅のお庭，見るの？	
	210		いえ，たいして，	
200			うん。	
	211		花が咲かないんでね，うちの庭は。	
201			うん。	
	212		ええ。	
202			緑が多い？	
	213		ま，緑……緑といっても，なんか，雑草と，	
203			うん。	
	214		一緒になってるっていうか。	
204			あ，そうですか。	
	215		誰も手入れしないんで。	
205			ああ。	
	216		庭。ええ。	
206			あのまめなお母さんも，庭はなさらないんだ？　あんまり。	
	217	20:18	ま，この前……	
207			ええ。	
	218		この前なんか，なんていうんですかね。	
	219	20:31	ま，ちょっと家の周り，木を植え替えてはいましたけどね。	
208			あ，そうですか。	
	220		ええ。	
	221		もうボロボロになっ，	
209			ええ。	
	222		え〜なっちゃったんで，	
210			ええ。	
	223		新しく植えてましたけど。	

場面 1 （つづき）

会話数 看護師	患者	時間	会話の内容	レベル
211			ああ〜ああ，ああ，	
	224		木の苗木を。	
212			あ，そうですか。はっ。	
	225		ええ。	
	226		そういうことはしてたんですけど，	
213			うん。	
	227		でも，あんまり手入れはしません。庭の。	
214			あ，そう。	
	228		ええ。	
215		20:52	Sさんは全然やらない？	
	229		ま，僕は見るだけ	
	230		（笑）	
216			（笑）	
217			そっかー。	
218			なんか，1本ぐらい植えたらどうですか。	
	231		（笑）	
219		21:03	（笑）	
220		21:14	今ね，庭に出てても気持ちいいですよ。	
	232		ええ。	
221			うん。	
222			今日は穏やかで，風もそんなになくて。	
	233		そうですね。	
223			うん，ちょっとくらいでね。	
	234		ええ。	

① 移行するコミュニケーションレベル

　この会話は，看護師1（★1）から，すなわち最初から庭の緑，サクランボ，鯉の餌，お茶というように**社交的レベル（レベル①）**での会話から始まっている。その会話が患者29（★3）まで続く。

　次に，看護師29（★3）で**日常生活レベル（レベル②）**になる。来談できたこと，毎日の生活が退屈，誰とも話をしない，電話での叔父との会話，電話に出ないで寝ている叔父が話題になる。

　患者68（★4）あたりから70で**病状レベル（レベル③）**に徐々に移り75ではっきり移行する。話題は，環境を変える，構想がわいてきた，神様の国，サンクチュアリ・ワールド，大統領のWさん，全部知っている，自分だけサンクチュアリ・ワールドに行くのはまずい，芥川龍之介の『蜘蛛の糸』，自分だけ逃げだすのは間違っている，結局は逃げられ

ないということを患者が語る。看護師は，相槌を打ちながら聞いている。興味深いのは，看護師から病状レベル（レベル③）に移ったのではなく，患者からであり，それも徐々にである。

看護師130（★5）で患者が生活を変えると発語したことを元に看護師139（★6）でコーヒーを飲むという**日常生活レベル（レベル②）**のコミュニケーションに移す。

その後看護師144（★7）で**社交的レベル（レベル①）**になり，お茶，ようかん，体重が話題になる。

患者167（★8）で散歩，早起きという**日常生活レベル（レベル②）**に移り，患者193（★9）で，**社交的レベル（レベル①）**になる。そこでは，患者が「桃の花がキレイ，ウエディングドレスみたいだ」と言い，庭の木，庭に出ると気持ちいい，風などが話題になる。

② レベルを意識して会話する

この会話のように，3つのレベルのコミュニケーションが明確に分けられるものではないものの，おおよそ，看護師と患者との間の会話は，3つのレベルのコミュニケーションを行き来している。

看護師が意識しておくことは，今，どのレベルの会話をしているのか，ということを自覚しておくことである。医療的な観点からは，レベル③の病状レベルのコミュニケーションが重要，と思うだろうが，社交的レベルのコミュニケーションで，最後に患者が庭を眺めて，「いや，なんか，キレイだな，桃の花が」（患者193），「なんかウエディングドレスみたいな」（患者196），と語る場面は，患者の感性が十分に働き，病状レベルのコミュニケーション（レベル③）で語る患者とはまるで別人を思わせるほど健康的な面が出ていることがわかる。さらに，「朝，歩こうかなと思うんですよ」（患者180）と語る患者は意欲的である。看護師とのコミュニケーションで患者の意欲が喚起されたと考えられる。

看護師は，症状を直接医師と協力して解消することができるが，一方で，患者がもつ健康的な面を刺激し，患者の力が発揮できるように支援することもできる。それは，3つのレベルのコミュニケーションを行き来することで達成できる。

そこには，「さくらんぼ」（患者1）［視覚］，「浄化器の音がうるさいですか」「いえ別に」（患者9）［聴覚］，「狭苦しくて申し訳ないですね」「いえ，大丈夫です」（患者13）［体感］，「うまいですね」（患者21）［味覚］，「お茶とようかんがあう」（患者163）［味覚］，「今ね，窓開けても寒くないですもんね」「ええ」（患者190）［皮膚感覚］，「今，ボコッて音がしたんで」（患者204）［聴覚］，「いや，なんか，キレイだな，桃の花が」（患者193）［視覚］，「なんかウエディングドレスみたいな」（患者196）［視覚］，「すごいキレイです」（患者199）［視覚］，のように，患者が五感を働かせて，審美的になっていく患者がいる。

患者は，病状レベルのコミュニケーション（レベル③）からいつの間にか自然に今の時間を味わう——今に生きる——人間的な存在者に移行している。

● ● ● ● 川野雅資

演習 >>> 2

❖ ねらいと概要

次の事例について，患者さんとの会話をロールプレイングしてみましょう。
終了後に会話のレベルを検討してみましょう。

❖ 事例の紹介

Aさんは55歳で乳がんで入院している。独身で面会者が少ない。隣には，交通事故で骨盤骨折をした高校生が入院している。毎日，家族やクラスメートが面会に来て，時に大声で談笑している。Aさんから「わかっているけど，隣の患者さんたちがうるさいなと感じていることがあって。部屋を変えてもらえないかしら」と相談があったと訪室した看護師からAさんの受け持ちの看護師に報告があった。

受け持ち看護師がAさんとお話をする場面。

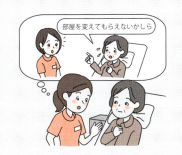

[引用文献]
1) 加藤敏：統合失調症の語りと傾聴　EBMからNBMへ．金剛出版，2005，p63．

[参考文献]
1) Josephine G Paterson, Loretta T Zserad 著，長谷川浩，川野雅資訳：ヒューマニスティックナーシング．医学書院，1983．
2) Jean Watson 著，川野雅資，長谷川浩訳：ワトソン21世紀の看護論─ポストモダン看護とポストモダンを超えて．日本看護協会出版会，2005．

第3章

看護師の
コミュニケーションの
意図

> **▶POINT**
>
> ・看護師のコミュニケーションには意図がある
> ・意図には意識的なものと無意識的なものがある
> ・意図とはコミニケーション技術と結びつく
> ・積極的な意図が 15 ある

はじめに

　看護師は，患者や家族とのコミュニケーションで，この会話でどのようなことを目的としているのか，という意図をもって行う。意図には，❶ある目的，ねらいであり，行為が目指している事柄と，❷行おうと目指していること（考え）がある。さらに，❸強くその目的を意識する決意，といい換えることができる。それと同時に，❹常にこうありたいという心積もり，あるいは志向していること，でもある。

　このことから意図は，❶そのとき，その場の意図があり，変動するものであることと，❷常に存在している根源的なものとがある。

　変動する意図にも意識しているものと，無意識にわいてくるものがある。意識しているそのとき，その場の意図は，その意図を他者に伝えることができる。一方，無意識にわいてくるそのとき，その場の意図は，無自覚なので即座にはなかなか他者に伝えることができない。

　根源的なものは，意識的な意図ではなく，無意識的な意図である。しかし根源的な意図は，その人の信念や哲学，看護師としてよって立つところをもとにしているので，吟味すればある程度説明が可能である。

　野呂ら[1]は，看護師の意図は技法と関係していることを明らかにした。すなわち意図はコミュニケーション技術と結びつくので意図を理解することで，どのコミュニケーション技術が適切なのかをスムーズに選択することができる。

I　意図の種類

　看護師がもつであろう 15 の積極的意図を，根源的な意図とそのとき，その場の意図に弁別せずに列挙すると，以下のようになる。最後の 16 番目には，自然発性的な意図について解説する。

① 会話場面を創造する

患者にこの場が治療的で癒しの空間であるということが感得できるように環境を整える。

その意図は、患者が穏やかな気持ちになり、静かに自分を取り戻すためである。

具体的には、緊張緩和、看護師が率直に自分の考えや感情を表現する、波長を合わせるユーモア、楽しく話す、テーブルや椅子などの場作りを行う。筆者はコロラド州にジーン・ワトソン（Jean Watson）博士を訪ねたときに、ワトソン博士は、私たちと会話する際に、ヒューマン・ケアリングの理論に則り、テーブルの上にスカーフを置くなどして、特別なこのとき―この場を創造していた。

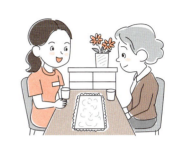

② 看護師の考え，意見，正論を述べる

患者が体験していることに対する患者の考えを全て支持するだけでなく、患者がより正確に自分の考えや感情、そして行動を理解するために、看護師が自分の考え、意見、正論を発する。なお患者にとっては看護師からの強いアプローチと感じるので、患者との間に強い信頼関係が形成されていることが前提である。

その意図は、患者と看護師が互いに患者の体験の理解を深めるためである。

具体的には、看護師が考えていることを率直に言葉にすることである。例えば、今の問題の原因を他者のせいにしているが、実は患者自身が問題の原因になっているという場合に、看護師の考え、意見、正論をはっきりと伝える。看護師の言葉で患者は自分の考えや意識を客観視することができる。

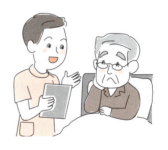

③ 患者が自由に対等に語れるように，中立的な立場で，関心を寄せて存在する

患者の状態、体験、思い、行動などに、関心を寄せ、関心を示し、深い関心をもつ。また、このときは患者の辛さを真剣に、中立的な立場で、無批判に受け止める。

患者が自由に自分の体験を話したことを、看護師に聞いてもらえた、と患者が思えるようになる。

その意図は、患者が自分のこころの中にあるものを外に表現することになり、その中にあるものへのこだわり、固着、とらわれが変化するきっかけになる。また看護師

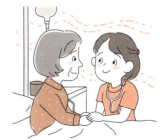

に対して信頼する気持ちがわき，安心感が生まれる。

　具体的には，患者が「これは話してはいけない」と思うことがないように，どのような患者の体験にも意味があり価値があるということを，言葉と頷き，視線を合わせる，身体を近づけるなどの非言語的コミュニケーションで伝える。また患者が体験していることを注意深く聴き，ボディランゲージで示し，そして患者の体験をさらに問いかけて，患者がその体験がどのような意味を患者にもたらしたのかを表現できるように問いかける。

④ 患者が体験していること，辛い気持ち，楽しみに共感する，あるいは共感を示す

　患者の体験を追体験する。そして看護師が追体験をしてわいてきた感情を表現する。

　その意図は，患者が自分の気持ちをわかってもらえるという体験をすることで，看護師と気持ちがつながり，患者は孤独感から解放され，また患者が客観的になれるためである。

　具体的には，患者に十分体験したことを話してもらい，看護師は患者の体験を追体験（あたかも自分が体験したかのように感じ取る）し，そのときの看護師の気持ちを表現する。看護師は患者の体験に反応して「今，私は○○だと感じました」というように看護師に生じた感情を率直に表現する。

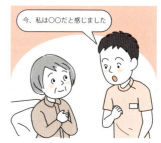

⑤ 患者の考えと行動の変化を促し，解決に向かうようにする

　患者の生活状況やその生活を送る考えを理解したり，会話の中で理解を示したり，また効果的な生活の仕方があれば提案する。そして患者の生活，行動，行動理由，心配ごとを問いかけ，患者の行動を確認する。患者が妥当な行動や考えをもっているときは肯定して，さらにより良い行動に変容するように動機づけ，励ましをして行動変容を後押しし，解決のための行動を具体化する。看護師はそれを患者と一緒に考え，患者の見方，考え方を変えるのを助ける。

　その意図は，認知と行動の変容を促し，解決的な思考，行動を獲得するためである。そして患者も生活を客観的に考え，生活上の問題を変えることができる。

　具体的には，看護師が良いと思える患者の考え，行動，変化，対処方法を明確に，はっきりと，時には強く「良い」という看護師の判断を示す。詳細に問いかけて，患者が自分の生活を具体的に（ナラティブに）語り，その語りを理解したことを看護師が言語的コミュニケーションと非言語的コミュニケーションで表現する。解決方法を患者と一緒に考え，看護師の考えを提示し，患者が選ぶ機会を提示し，患者が自己決定するのを待つ。

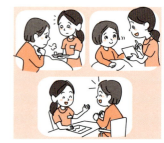

このとき認知に働きかけて別の考え，物の見方がある，ということを提示する。時には，患者が考えたのはその事態をどのように理解したのか（捉えたのか）を問いかけ，実はその事態には別の意味がある，ということを例示することもある。

　患者が自由に，包み隠す必要がなく語れるように，看護師が開放的な環境をつくり，言語的コミュニケーションと非言語的コミュニケーションを用いて問いかける。このとき患者がどのように行動したのかを詳細に語れるように待つ，あるいは促す。患者が変化したことを自分で理解できるように，過去の状態と比較する。必要があれば図示したり比喩を用いて，患者が客観的に考えられるように支援する。このことで患者は，自己変容に気づき，さらなる自己変容の動機づけが高まる。

⑥　患者の状態，病状を判断し，それを患者や家族に提示する

　患者は，健康に課題を抱えている。医療の専門家である看護師は社交的な存在だけではない。専門的な見地から看護師の判断結果を患者や家族にわかりやすく説明する。

　その意図は，専門家として患者の心身の状態を判断することで，患者と家族は看護師に信頼感を寄せるからである。

　具体的には，専門家としてアセスメントするために患者の健康状態に関する鍵になる情報，生活状態，自立した生活が行えていないようであれば，その原因を問いかける。必要があれば検査結果や服用している薬物療法を確認する。受けている治療や取り組んでいる対処行動の効果や意味を判断する。

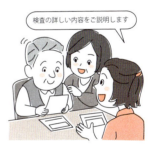

　必要時はその結果を言葉や図示する，あるいは資料を一緒に見ながら説明して患者や家族が理解できるように伝える。視覚化することで，言葉では十分理解できなかったことが患者や家族はストンと腑に落ちることがある。

⑦　患者の興味を喚起する

　患者の楽しみ，欲求を代弁する。

　その意図は，患者が好きなことを喚起することで生きるエネルギーや，意欲がわいてくるためである。患者は，よくない体験の記憶がよみがえってくると，怒りや憎しみの感情がわいてくるので，エネルギー（生気）を消耗する。一方，ポジティブ（肯定的，楽しい，快）の感情がわくことで，エネルギー（生気）が活性化する。

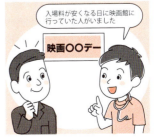

　具体的には，患者の好きなことを話題にし，可能であれば行動に移してもらう，あるいは今後の行動につながるような情報の提供をする。そのためには，「患者だっ

たらこのことは楽しいだろう」「患者だったらこうしたいだろう」ということを看護師が感じたら，患者になり代わって率直に表現する。健康だったころや学生時代の趣味や特技，部活などを問いかけて，もし，そのことを再度行えるようになりたいのであれば，今，どのような条件が整えばそれが可能かを考える。看護師が一緒に考えることで患者が無理なことだと決めつけて封印していたことが開かれる機会になる。

個人情報に抵触しないように配慮して看護師がこれまで出会った他の患者が実践していた方策（例えば，「入場料が安くなる日に映画館に行っていた人がいました」などのように）を例示する。このことがヒントになり，患者は，考えもつかなかった興味や関心が新たにわき起こることがある。

 ### ⑧ 患者に声を出してもらう

患者に言葉として発してもらうことである。これは心の問題というよりも機能的・器質的な問題である。しかしながら，機能的・器質的に良い変化があることで心理的にも自信が生まれるなどの影響がある。

その意図は，引きこもりの人，単身生活の人などは発話する機会が著しく少ないために，嗄声（声がかすれる），呂律が回らなくなる，唾液が出ない，嚥下機能が低下するということが起こる。家族がいる患者でも，例えば，第 2 章の S さんの事例の発話 42 ～ 46（28 頁参照）のように言葉を発すると妄想の内容になる統合失調症患者に対して，家族が「もういい。あなたの言うことは聞きたくない」という反応が重なることで患者は言葉を発しなくなることがある。

具体的には，何でも語ってもらう。趣味，1 週間の行動，季節の行事，スポーツの試合結果，社会的に話題になっていること，読んだ新聞や書籍，インターネットで調べたことなどを話題にする。何も話題がなければ，簡単な書籍を用意して，あるいは持ってきてもらって音読してもらう。1 時間の面接時間があるとすると 5 ～ 10 分くらいをその時間に使用するとバランスがよい。

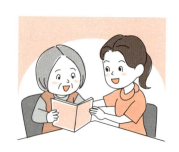

⑨ 五感を刺激して患者が健康的な感性を取りもどす

季節を感じ，風，心地よい香り，肌触り，色合い，景色，絵画，空間，雑音がないようにする。

その意図は，患者は入院生活や刺激が少ない生活によって感覚が制限されるので，すべての五感を刺激することで健康的な感性を取りもどすためである。特に，精神障害者は五感が偏り，ある感覚は鋭敏になるが，他の感覚は忘れ去られてしまうからである。

具体的には，例えば絵画や窓の外の風景によって視覚に働きかける。または手術室など妥当な場では BGM を流すことで聴覚を刺激する，アロマオイルや香りのある飲み物など

を用いて嗅覚を刺激する，コーヒーや紅茶，お茶などの飲み物で味覚を刺激し，おいしいと感じる，肌触りのよいクッションや木の温もりがあるテーブルなどで触覚が心地よいと感じる，室温や外気に触れて寒暖を感じる，その時期の花が咲いたり木の緑が濃くなることや紅葉すること，日の落ちるのが早くなったり日が長くなることなどで季節感を感じる，洗面台に一輪挿しを活けるなど環境に美しさがあることで美意識を刺激する，など多様のことがある（第2章，38頁参照）。

逆に，誰も見ていないのにホールで大きな音でテレビがついているなどのように配慮に欠けた聴覚刺激はマイナス作用をもたらす。

まず，今の環境は，患者の五感にマイナスになっていないかを見直し，そして，それほどお金を使わなくてもできることを取り入れる。例えば，新鮮な空気を取り入れるように窓を開けるなどである。

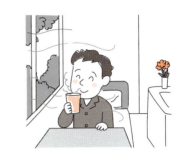

⑩ 答えを出す，患者の質問に回答する

患者に問いかけられたときに看護師の専門的知識と技術，活用できる社会資源の情報を伝える。

その意図は，患者は専門的な知識をもつ専門家である看護師の回答で自分の行動や考え方を明確にできるためである。

具体的には，「それは○○です」「それは△△のようにします」あるいは「こうした方が効果的です」「○○で相談にのってもらえます」というように手短に要点を伝える。

必要があれば根拠となるデータを示すが，あまり長く説明しないことと個人情報に配慮してこれまでの事例を具体的に示さないほうがよい。それは，看護師が過去の事例の話をすると，患者は自分のことを他の患者に話す，というように解釈するからである。

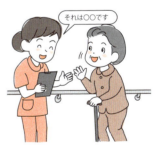

⑪ 尊敬を表す

患者に対して，大事な人，価値ある人として接し，おもてなしの心を表す。患者のために看護師が心を配る。

その意図は，このような看護師の配慮を患者は気づき，患者が自分を大切にしてもらえているという感情がわき，そのことで患者の自尊心が高まるからである。

具体的には，人間的に重要な存在であることを言語的・非言語的コミュニケーション技術，そして物品，環境で

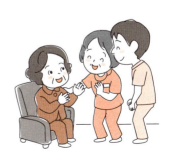

表現する。また患者がして欲しいと思っていることを推論して準備する。患者がして欲しいと思うことは価値があると尊重することである。

⑫ 患者が変化を自覚する

患者に今の状態を理解してもらう。そのために，以前の状態を話題にして比較する。

その意図は，患者に自分の変化に気づいてもらうことにある。また患者との関係が長期にわたる場合は，患者は自分の変化を自覚できないことで，受けているケアや支援の価値に疑問を感じることが起こるからである。

具体的には，①「1年前と比べていかがでしょうか」と問いかけて患者に考えてもらう，②「前回○○したときはこうでしたね」と看護師が以前の状態の情報を提示して患者に考えてもらう，③「前回は△△でしたけど，今回は◎ですね」と看護師が変化している患者の状態を言葉にする。特に，②と③の看護師の発話は，患者が自分の過去の状態を看護師が覚えていてくれる，ということに対して信頼感情を強めることになる。

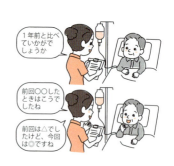

⑬ 患者が目標や希望をもつ

今は苦しい状態だが，苦しい中でも自分ができること，さらに，何かが解決したら今はできないことが将来できることを認識する。例えば，大きな目標を小さなステップに分けてみる。

その意図は，人は生きている証として生きる目標をもち，将来に希望を抱くことで苦しい状況に耐える力がわいてくる。そして，回復に向けた努力をすることができるからである。目標があることで自分が行うことに意味をもつ。目標を小さくしてステップにすればやがて大きな目標に到達できる。小さいステップであれば実行可能になるからである。

具体的には，患者の目標，希望を聞き，患者が密かに抱いている目標と希望を明確にする。あるいは患者は何も目標や希望を感じていなければ看護師が問いかけることで，患者は改めて目標と希望が明確にできる。それでも目標や希望がわからない場合は，患者の好きなこと，趣味，特技などを具体的に話題にして，患者の目標や希望を明確にする。

小さなステップを考えるときは，例えば，「1カ月後にはどうなっていたいですか？」と，問いかける。その回答である患者の目標が妥当であれば，「それは良い目標ですね。そのためには何から取り組みましょう」と問いかけて，さらに具体的な行動を明らかにして共有する。

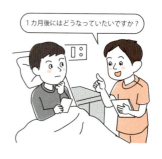

⑭ 良い点を認める

　患者の努力を認め，患者の良い状況を看護師が言葉にして表現する。このことで患者は，改めて自分にも良い点があるのだと実感する。そうすれば辛い状況でも恵まれていることを自覚して，活力がわいてくる。

　その意図は，患者は，病の中にいると全てが辛いことに囲まれているように考えてしまいがちであるが，よくよく考えてみると自分は恵まれている，幸せな状況にある，と再認識することで肯定的な感情がわいてくることにある。

　具体的には，患者が努力していることを看護師が，「いいですね」「できてますよ」「その調子です」と言葉で話す。患者の恵まれている状況を看護師が言葉にする。例えば，「いつもご家族のどなたかが面会にいらしてくれますね。仲が良いご家族なんでしょうね」というように示す。

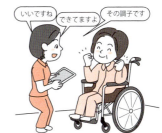

⑮ 看護師が自分の私的体験を語る

　患者が何かで苦しんでいるときに，看護師も，まったく個人的な体験で苦しんだことを表現することで，患者が自分の体験と符合する。

　その意図は，患者は，看護師が苦しんだ体験を追体験し，自分自身の苦しい体験と付け合せる。「看護師も大変だったな」という感情が患者にわく。このことで患者は看護師もともに人間として苦しい体験をもちながら生きていることを認識し，「自分だけではない」と思い，苦しい体験をもちながらもこうして自分のケアにあたっている，ということを認識することにある。看護師と自分を重ねあわせることで，患者も病いだから仕方がない，という思いから，自分にもできることがあるはずだという思いに至り，回復への力がわいてくる。

　具体的には，例えば，考えがわいてきてしまい自分の意志ではコントロールできずに不眠で苦しんでいる患者に，看護師が「布団の中で，講義を依頼されたときに，どのように話を組み立てようかと考えていたら，あれこれ考えがわいて，○○の資料も必要だな，あれはどこにしまっていたかな，などと考えてしまった。時計を見たら，もうとっくに寝なくてはいけない時間を過ぎていた。講義内容のことはわきに置いて寝ようとしたのだが，次々と考えがわいてきて止まらなくなり，なかなか寝ることができず，一方で睡眠時間がなくなってしまう，と焦るばかりだった」「今，（患者の）△△さんが寝付けないときって，そのような感覚ですか」と問いかける。すると患者は看護師にもそのような体験があるのだと安心する。

　この意図は，あくまでも患者の体験を我がことと符合させて理解しようとするときだけに使用する。安易にこの意図をもって私的体験を語ることは患者にとって負担になる危険性があるので，十分に指導を受けてからにする。

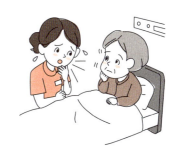

⑯ 意図のない発声や動作をする

特に意味はなく，行動や会話の流れから自発的な接続的な発声や社交的な受け答えを行う。自然発生的に発する言葉や動作で特段の意味合いはない。

その意図するところは，看護師がさまざまな生理的変化や負荷がかかることで無意識の間に生じることである。しかしながら，人間的で相互交流的な意味合いをもつ。

具体的には，「うん」「ほー」「そう」「ええ」など意識しない声が出る，咳が出るわけではないが喉の奥が詰まるのを軽く咳払いする，身体が前傾になる，背筋を伸ばす，姿勢を落ち着かせる，深い呼吸などである。

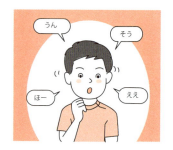

おわりに

本章は，看護師の積極的な意味あるいは治療的な意味での15の意図について紹介した。

残念ながら，看護師は常に積極的あるいは治療的な意図だけでなく，消極的あるいは非治療的な意図をもつことがある。

例えば，患者の発言を早く終わらせたい，看護師の言うことに従ってほしい，さっさと行動してほしいなど，さまざまな意図がある。ここでは，これらにはあまり触れていないが，実際には消極的あるいは非治療的な意図をもつことも事実である。それは，興味深い研究からもわかる。

2016年に実施した看護師の言葉遣いや態度に関する調査によると，看護師が患者の行動や言動に対して，「イヤミな対応」「子供を叱るような対応」をしており，忙しいときには，「早口で対応したり，ゆっくりした雰囲気作りができない」「患者に対して威圧的な態度になってしまう」と回答している。

具体的には，移送時に「注意するときにきつい言葉になってしまう」「痛みがあるのに我慢している患者に対して早く実施したいと思う」と看護師自身が回答している。

他の看護師の対応で，「乱暴な言い方と態度」「雑な対応」「感情的に話している」「〜しなさい，こうでしょ」などの口調で患者に接している場面に出会う，と述べている。

患者から強い発言があると，「看護師も，つい，イラついたり，言い返してしまうときがある」と述べ，入浴介助のときに「言葉の暴力」「軽い虐待」「看護師の態度の悪さ」「看護師の言葉の悪さで患者がおびえていた」と回答しているのである。

さらに，「そのときの患者の気持ちはどうだったかと思うか」という問いに対しては，患者は「イラつく」「ムッとしてこらえていた」「相手も怒っている」「悲しそうな顔」「不信」「不快」「下にみられているという気持ち」「恐怖心」「おびえている」「怖がっていた」「聞いてもらえなくて不満」「訴えを聞いてもらえない」「落ち込んでしまう」「マイナスな感じを受ける」「自分のペースで行えない」などと回答しており，患者が辛い思いをしていることを

感知しているものの，このような対応が繰り返されるのである。

それほど，ある意味では看護師の仕事が激務で，看護師自身に余裕がないのであろう。

一方では，医療の場における，患者が被る再トラウマ体験に関する教育が不足しているのかもしれない。あるいは，看護師自身がまず癒されていないのかもしれない。積極的，治療的な意図をもつことが困難な状況があることは事実である。看護師自身が批判的に自分自身の「意図」を振り返ることがないと，同じことが繰り返される。

看護師自身も自分の意図が積極的，治療的でないことに苦しんでいる。それは，同じ研究から，患者との関係に与える影響として，患者の「信頼関係」「イメージダウン」「頼みにくくなる」「関わりたくない」「不信感」「逆らえない」「喧嘩になる」という関係性に気づいていることからもいえる。

この研究でもう1つ興味深いのは，看護師は，90％が回答し，意見を述べているのに対して，患者は，わずかに3.3％だけが「不快な看護師の対応があった」と回答し，96.7％の患者と家族は「不快なことはない」と回答している点である。看護師がこれだけ自分たちのことに気づいているのだから，患者と家族も不快な対応をされていると感じていることは間違いがないが，調査にはそのような本音を回答していない，ということがわかる。

ちなみに，患者と家族から回答があった不快な看護師の言動は，「私自身ではないが，他の人に対して言われているときに，きつい言葉を言っていた」「怒っているような声で話していた」というものであった。ここでも，自分にではなく，他の患者に対して，とオブラートに包んだような回答がみて取れる。

患者や家族に「そのときどのように感じましたか」と問うと「他の人が言われたことでも，なんとなく自分自身も嫌な気分になりました」「大変な仕事なのは良くわかっていますが，入院している方からすると，少し悲しいです」「怒っている声を聞いて，怒らせることはしないようにしなければと思いました」と回答していた。さらに，「そのことにより影響はありますか」と問うと，「一時的に嫌な気分にはなりましたが，それ以外は，とてもよくしていただいたので別に気になっていません」という回答であった。

これらのことから，患者や家族が看護師の対応に不満を表出するのは，一部のモンスター患者と家族といわれる人たちを除けば，よほどのことであることがわかる。そして，多くの患者と家族は我慢しているのである。

本章では，「意図」について考えた。意図には積極的，治療的な意図と，消極的，非治療的意図がある。また意図をもたない，という状態もあるであろう。この点についても本書の主旨ではないので，ここではこれ以上触れずに別の機会に譲る。

＊研究論文の転載・引用に関して，研究者，研究担当看護師長，看護部長から許可を得た。ただし，調査の結果が不用意に外部で使用されることを恐れて，文献に関する記述を割愛する。このことも，研究者，研究担当看護師長，看護部長の許可を得た。

● ● ● ●川野雅資

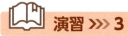

演習 >>> 3

❖ ねらいと概要

次の事例に対して、あなたはどのような意図をもちますか（複数でもよい）。その意図をもつと、どのような会話になりますか。ロールプレイングで実践してみてください。

❖ 事例の紹介

事例 1　終末期の患者の事例

乳がんの告知を受けている終末期の48歳の女性。夫と2人の大学生の娘がいる4人家族。「まだまだやらなくてはいけないことがあるのに。どうしたらいいのかしら」と泣きながら話し始めた。

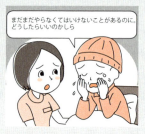

事例 2　退院を心配している患者の事例

化学療法が終了した66歳の女性。68歳の夫との2人暮らし。自宅に退院予定であるが、入院している間にADLの機能が低下した。「こんなに体力が落ちてしまったわ。家に帰って何もできそうにないわ。退院したくないです」と言った。

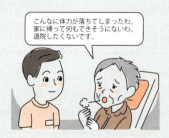

[引用文献]
1）野呂幾久子，川野雅資，伊藤桂子，片山典子，佐々木郁子：精神看護面接における看護師の発話機能，技法，意図の関係―統合失調症患者の面接を対象としたパイロット研究．精神看護におけるディスコース分析研究会誌 3：13-26，2015．

[参考文献]
1）Jean Watson 著，川野雅資，長谷川浩訳：ワトソン 21 世紀の看護論―ポストモダン看護とポストモダンを超えて．日本看護協会出版会，2005．

第4章

看護師の
コミュニケーション
の技術

> **▶ POINT**
>
> ・コミュニケーション技術には，言語的コミュニケーション技術と非言語的コミュニ
>   ケーション技術がある。
> ・コミュニケーション技術には難易度がある。初級から徐々に中級，上級へと技術の
>   レベルを上げる。
> ・コミュニケーション技術を用いる順序を習得する。

はじめに

　第3章で記述した会話，面接あるいはコミュニケーションの「意図」とは，どのように
患者と接するか，という態度や意思のことである。その「意図」を遂行するために，コミュニケーション技術が必要である。すなわち，看護師が患者と会話する，あるいは接するときの技術の1つである。この「意図」と「技術」の関係は1対1の関係ではなく，相互に複雑に関係する。すなわち，ある「意図」を達成するための「技術」は，いくつもの「技術」を，逆にある1つの「技術」は，さまざまな「意図」を達成するのに用いることが可能である[1]。

　看護師の技術を考えてみると興味深い事実がある。1つは看護師の技術は複合的なものである，ということである。コミュニケーション技術に加えて，看護技術と看護の知識が伴う。例えば，ベッドから車いすに移乗する際には，移乗の技術とそのときのコミュニケーション技術を並行して用いる。

　もう1つは，看護師の技術は一連のものである，ということである。例えば，血液検査の採血では，採血の説明，採血の準備，氏名の確認，アルコールの反応，血液をサラサラにする薬物の服用，採血する血管の確認，駆血帯を巻く，採血，駆血帯を外す，止血，血液をピットに移すという一連の看護技術と同時に，説明する，不安を取り除く，危険を防止する，苦痛を最小限にするという看護師が行うケアの「意図」のもとにさまざまなコミュニケーション技術を併用している。これらの一連の技術に一貫性があり，そしてそこに「意図」が浸透していることが重要である。

　本章では，コミュニケーション技術を一覧にして説明する。「意図」において積極的，治療的な意図と消極的，非治療的な意図があることを述べた。コミュニケーション技術も同様に**治療的なコミュニケーション技術**と，危害を加えることになる**非治療的なコミュニケーション技術**（治療的ではないコミュニケーション）がある。治療的という表現が強く誤解を与えるようであれば，「効果的コミュニケーション技術」，非治療的を「非効果的（あるいは，効果的ではない）コミュニケーション技術」と表現することもできる。意味することは同様である。

　治療的コミュニケーション技術以外のものはほとんど全て非治療的コミュニケーションである。治療的コミュニケーション技術でも，使い方を誤ると非治療的コミュニケーションになる。ここでは十分にその危険性を記述しきれていない。そのため今のコミュニケー

ション技術は治療的だったのか，非治療的だったのかを吟味し，振り返りを続ける必要がある。可能であれば指導や教育を受ける。

その方法として，プロセスレコード，録音，録画，スーパービジョン，事例検討などを定期的に行い，コミュニケーション技術を再検討する必要がある。

文章に起承転結という流れがあるように，看護師のケアにも看護師と患者との会話にも流れがある。❶看護師が患者と出会う「相互作用の始まり」があり，❷看護師は患者の状態を把握する「問題の特定」になり，❸患者の意見と看護師の専門的な判断を付け合せて患者が自己決定したことを実行する「問題の解決」に移り，❹看護師が患者との関係を次の人にバトンタッチする「終結」である。この流れと治療的コミュニケーション技術が連動することが重要である。

コミュニケーション技術には，話し言葉，書き言葉などの**言語的**なコミュニケーション技術（1 〜 39）と，声の大きさ，態度，表情，衣類，装飾品，互いの位置など数えきれないほど多様な**非言語的**なコミュニケーション技術（40 〜 45）がある。

非言語的なコミュニケーション技術は，患者と看護師がチューニングをする，波長を合わせる，ハーモニーを形成する，調和する，という要素である。このことで，治療的で穏やかな環境を生み出す。ある意味では，アートな時間と空間が生まれる瞬間である。

I 技術の難易度

治療的コミュニケーション技術には，初級から上級までの技術がある。

大まかには，56 頁以降の言語的コミュニケーション技術の 1 〜 4，6，7，10 〜 12，16，18，非言語的コミュニケーション技術の 40 は初級の治療的コミュニケーション技術で，看護学の基礎教育で修得する技術と考えることができる。

中級の治療的コミュニケーション技術は，言語的コミュニケーション技術の 5，8，9，14，15，17，19，21，22，25 〜 27，31，34 〜 38，非言語的コミュニケーション技術の 4 〜 6 で大学院レベルの教育，あるいは卒後教育で修得する技術と考えることができる。

上級の治療的コミュニケーション技術は，言語的コミュニケーション技術の 13，20，23，24，28 〜 33，非言語的コミュニケーション技術の 2，3，7 で専門的な訓練を受け続けることで修得できる技術であろう。

しかしながら，初級に位置づけた「18. 謝罪」を考えてみると，謝罪できない看護師は，たとえどんな教育を受けてもこの技術が使用できない。

このように，技術は単なるノウハウではなく，その看護師の人間性とも深く関わりがあるからである。そのために，上記で分類した，初級，中級，上級は，これまでの筆者の個人的な研究と体験に基づくものであることをお断りする。

第4章 看護師のコミュニケーションの技術

Ⅱ 言語的コミュニケーション技術

① 話題の導入　　初級

　会話をいきなり本題からではなく，季節や天気などの話題から始める。このことで患者はリラックスした気分になる。
　例えば「今日は暑いですね」「雨が続きますね」などから会話を始める。

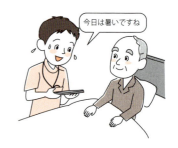

② 挨拶する　　初級

　最初に患者に会うときに，日常の挨拶を行い，自己紹介をする。
　このことで患者は，穏やかな気分になり，看護師と会話をする用意が整う。
　例えば，朝であれば，「おはようございます。○○さん。今日担当させていただきます△△です。今日一日よろしくお願いします。何かありましたらいつでもナースコールを押してください。私も，度々お邪魔します」など。

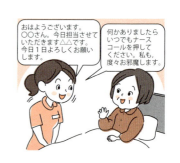

③ 今日の予定を確認する　　初級

　患者の今日の検査や治療などの予定を伝え，患者が入浴や面会などの希望を聞いて今日のスケジュールを調整する。
　このことで患者は今日一日の治療に向かう心構えができ，自分の一日の生活をおおよそ順序立てることができる。
　例えば，「○○さん。今日は一日たくさん検査があります。採血，心電図，胸部レントゲン，CT，です。忙しい一日になります。お風呂は何時にしましょうか」「○○さん，今日は午前の10時から11時まで運動療法があります。後は，特にありませんのでごゆっくりお過ごすることができます。何か，ご要望はありますか」など。

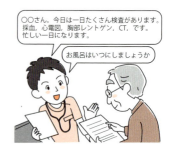

④ 観察したことを表現する　　　初級

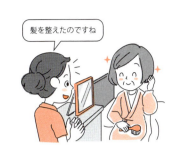

患者の様子，行動の変化を観察したことをそのまま表現する。

このことで患者は看護師が自分に関心をもってもらえているとわかり，安心する。特に，患者が努力したことを看護師が気づいて表現することで看護師が見ていてくれる，と患者が感じ，患者の自尊心が高まり，さらに続けようという行動の動機づけになる。

例えば，「今日はずい分頑張って食事をとりましたね」「あら，もう，髪を整えたのですね」「昨日，頑張って廊下歩いているのを私はナースステーションから見ていました」など。

⑤ 看護師が準備したことを表現する　　　中級

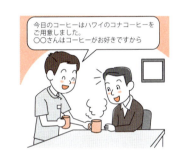

患者の希望，患者に必要な物品，患者のために用意したことなどを表現する。

このことで，患者は自分のために看護師が準備をしてくれたと思い，嬉しいという「快」の感情がわき，信頼感，自尊感情が高まる。

例えば，「今日は足浴にアロマオイルをご用意しました」「お風呂の予約を夕食前の5時にとっておきましたが，よろしかったでしょうか」など。

面談の場では「○○さんはコーヒーがお好きですから，今日のコーヒーはハワイのコナコーヒーをご用意しました」などがある。

⑥ 問いかけ　　　初級

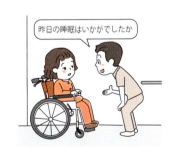

この技術は多種多様の場面で用いる。直接的に質問する。正確な情報を得る，相互に理解していることを確かめる，詳しく知るためである。

このことで，患者は話したいと思っていることが話しやすくなる。そして看護師が自分に深く関心をもっていることがわかる。さらに相互に信頼感がわき，治療的な関係が深まる。

例えば，「昨日の睡眠はいかがでしたか」「職場の方はなんとおっしゃったんですか」「ご家族のご意見は，どのようでしたか」「ご自分で工夫してみて，どうでしたか」など。

⑦ 受け止める　　　　　　　　　　　　　　　　　　　　　　　初級

患者の発話を受け止める。

このことで、患者は自分の話を聴いてもらえた、と感じ、さらに会話を進めることができる。

具体的には、患者が「吐き気がして、苦しくて、昨日は全く寝た気がしなかったの」「便秘になんてなったことがなかったのに。入院して寝てばかりいるから、お腹が張って苦しい」などと言ったとき、頷いて、「そうだったんですね」「はい」「う〜ん」「うん」「そうですか」など相づちをうつ。

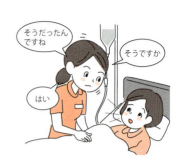

⑧ 明確化　　　　　　　　　　　　　　　　　　　　　　　　中級

患者が話題にしていることをはっきりさせる。後述する「焦点化する」と類似した技術である。例えば対象者が複数の場合、誰なのかをはっきりさせることである。

このことで、患者も看護師も話の内容が明らかになる。

例えば、「今、家族とおっしゃいましたが、それはお父様のことですか、お母様のことですか、それとも奥様のことでしょうか」「会社の人、というのは、先日お見舞いにいらした上司の方のことですか、それともそれ以外の方のことでしょうか」など。

⑨ 焦点化　　　　　　　　　　　　　　　　　　　　　　　　中級

「明確化」と同様に患者が話題にしていることをはっきりさせる。焦点化は患者が話している内容の中でボヤーとしていることに焦点を当てて明瞭にする。

このことで、患者と看護師が話の内容を正確に理解できるようになる。

例えば、「今、だいたい理解できた、とおっしゃいましたが、具体的にはどのことが理解できたのか教えていただけますか。よく理解できないことは何でしょうか」「『心配がある』とおっしゃいましたが、そこのところをもう少し具体的にお話ししていただけますか」など。

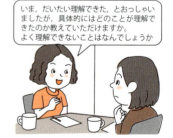

⑩ 会話を促進する　　　　　　　　　　　　　　　　　　　　初級

会話の主導権が患者にあることを示し、患者がさらに会話を進めてよい、と思える技術である。

このことで、患者は会話を続けてよい、自分が話す順番と感じて落ち着いて安心して会話ができる。また自分が話すのだと会話することを動機づけられる。

具体的には、看護師が患者の方に手を出して合図したり、「どうぞ続けてください」「それで、どうなりましたか」など。

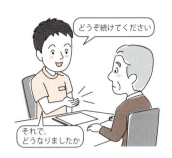

⑪ 励ます・勇気づける　　　　　　　　　　　　　　　　　　初級

患者の行動や気持ちをはっきりと一言で励ます。

このことで患者は安心でき、勇気がわき、行動を促進することができる。

具体的には、患者が退院前で生活に不安を持っているときなど少し力強い語調で「大丈夫です」「やってみましょう」「できます」と返答する、力強くぎゅっと患者の手を握るなど。

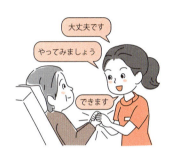

⑫ 同意　　　　　　　　　　　　　　　　　　　　　　　　　初級

患者の考えや行動に賛意を表す。

このことで患者は意を決し、行動を促進できるようになる。

例えば患者が治療などについて迷っているとき、また「病棟の中を1周しなさいと先生から言われたので、食事の前に歩こうと思います。そのほうが食欲もわくし、落ち着いて食事ができそうだから」と言ったときなどに、「私もそう思います」「○○さんの考えに賛成です」「私も、それがよいと思います」など。

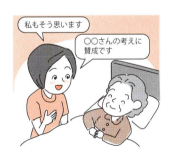

⑬ 代弁　　　　　　　　　　　　　　　　　　　　　上級

　患者が深く考えていること，患者の深い気持ちで人前では表現できない気持ちや決意を看護師が代わりに表現する。

　このことで，患者は自分の意思を固めることができ，自分自身が取るべき行動を自覚できる。

　具体的には，自殺をほのめかす患者が，死を選ぶことと死を選んではいけないという思いで苦しんでいるときに「死を選んではいけない」と患者が思っていることを看護師が言葉にするなどである。

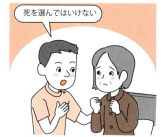

⑭ 反復　　　　　　　　　　　　　　　　　　　　　中級

　患者が話した言葉をそのまま繰り返えして話す。また患者のコメント，疑問，要求も同様である。

　このことで，患者は自分が発した言葉を客観的に吟味することができる。

　具体的には，患者が「明日決める」と言ったときに「明日決めるのですね」と看護師が発話する。患者が「無理です」と言ったときに「無理なのですね」と看護師が発話する。

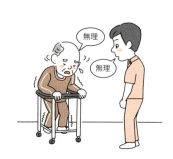

⑮ 導く　　　　　　　　　　　　　　　　　　　　　中級

　患者が話しやすいように看護師が導入する。

　このことで患者は会話しやすくなる。

　例えば，話の内容が途切れたときに「そのとき，○○さんはどうされたのですか」，グループで話し合っているのになかなか発言できないでいるときに「次は，○○さんの番ですが，いかがでしょうか」，家族で話し合っているのに母親だけが話しているときに「お母様の意見を今，うかがいました。○○さん，ご本人はいかがですか」など。

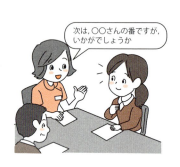

⑯ 確認　　　　　　　　　　　　　　　　　　　　　初級

　患者が発言したことが正確か確かめる，および約束を正確に確認する。

　このことで，患者ははっきりと物事を意識付けられる。

　例えば，患者が話し終わった後「来週の月曜日，ということでよろしいですか」「今，おっしゃったのは，実際にはあまり寝られていなかったという意味でよろしいですか」など。

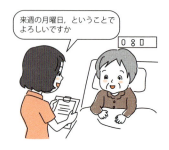

⑰ 言い換え　　　　　　　　　　　　　　　　　　　　中級

　患者の発話を別の言葉で言い換える。
　このことで，患者は自分の発言の意味を別の角度から考えることができる。看護師の言い換えが，正に自分が言いたくても言えなかったことと一致したときに，患者は「そうなんです」と嬉しくなり，看護師に理解してもらえたと思う。

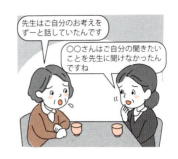

　例えば，患者が「上司がこれでもか，これでもか，と仕事をよこすんです」と言ったときに，看護師が「働かされているっていう感じですか？」と表現する。また患者が「先生はご自分のお考えをずーっと話していたんです」と話したときに，看護師が「○○さんはご自分の聞きたいことを先生に聞けなかったんですね」と言う，など。

⑱ 謝罪　　　　　　　　　　　　　　　　　　　　　　初級

　過ちを率直に表現する。
　このことで患者は不快な感情を取り除くことができる。また自分を大事に思ってもらえると感じ，自尊心が高まる。お互いに率直に表現できることで良好な関係に発展する。

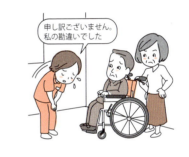

　例えば，「すみません。お約束よりも遅くなってしまいました」「申し訳ございません。私の勘違いでした」「私の間違いです。すみませんでした」など。

⑲ 許可を得る　　　　　　　　　　　　　　　　　　　中級

　看護師が行いたいと思っていることを患者に尋ねて，患者の判断を仰ぐ。
　このことで，患者は看護師から不用意なケアを受ける心配がなくなる。ケアの主導権は患者にあることを自覚できる。

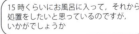
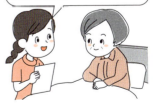

　例えば，「15時くらいにお風呂に入って，それから処置をしたいと思っているのですが，いかがでしょうか」「私が調べましょうか。それとも，○○さんがご自分で調べますか」「こちらでご用意することもできますが，いかがでしょうか」など。

⑳ 効果的な沈黙　　　　　　　　　　　　　　　　　　　　　上級

患者が十分に考えることができる時間をもつ，そして，患者は話を止めることができる。患者が十分に話題を探索することに価値を置いて，沈黙を大切な時間ととらえる。

このことで患者はゆっくり考えることができる。穏やかな空気が患者と看護師の間に流れる。

具体的には，患者が発話する番になったときに，看護師が静かに落ち着いて患者の発話を待つ，その時間をゆったりと味わう，関心を患者に向け続けるなど。

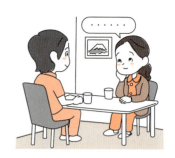

㉑ 患者の感情表現を促す　　　　　　　　　　　　　　　　　　中級

患者が感じている感情表現を促す。

このことで患者は自分の感情を自分の言葉で表現でき，自分の感情を客観視するとともに，心の中が軽くなる。

例えば，患者が「さっき主治医が来て『手術の日が決まった』と言われた」と言ったときに，「いま，どのようなお気持ちですか」「どんなご気分でしょうか」「そのときは，どんな気持ちがしましたか」など。

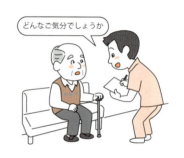

㉒ 患者が考えていることを表現できるように促す　　　　　　　中級

患者が考えていることを表現できるように促す。

このことで患者は自分の頭の中にあることを言葉で表現でき，もやもやとしたものがはっきりし，同時に自分の考えを客観的に捉えることができる。そして，自分の考えを表現することで相手に考えが伝わることを体験する。

具体的には，患者が，「ソーシャルワーカーから『回復期病院が見つかったので，転院を考えてください』と言われた」と言われたときに，「今，どのようなことをお考えですか」「そのとき，どう思いましたか」など。

23 看護師が（患者の言動に伴って生じる自らの）感情表現をする　上級

看護師が患者と対話しているときに，患者の言動に反応して生じた自分の感情を表現する。

このことで，患者は「自分の言動が相手（看護師）はそのように感じるのだ」と自分の感情を客観的に捉えることができる。また「自分の言動は相手をそのような気持ちにさせるのだ」ということを理解できる。

例えば，「今，私はお話を伺っていて，とても辛くなりました」「私，嬉しくなりました」「私にも痛いのが伝わってきました」など。

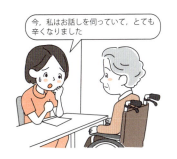

24 看護師が自分の考えを表現する　上級

看護師が，患者の言動や状態や行動の変化に対して，浮かんだ考えをそのまま言葉にする。

このことで患者は，自分の言動や状態や行動の変化を相手（看護師）は，そのように考えるのだということがわかる。そして，自分の言動などの意味を再考する機会になる。

例えば，「お話を伺っていて，○○さんは自分の状態をよく理解しているのだなあと，思いました」「○○さんは自分で自分のことを決めていく，そういう考えと行動の持ち主だということが理解できます」など。

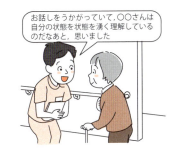

25 看護師の自己提供　中級

看護師が「私」という表現を用いて，患者と一緒に行動する，あるいは患者の行動を見守ることを伝える。

このことで患者は，看護師の助力を得て力がわいてきて，行動への動機づけが強化される。

例えば，「私も，ご一緒しますのでリハビリテーションに行ってみましょう」「私がしっかり見守っていますので，ご自身でできる範囲のことをしてみてください」など。

この技法は「私」の存在が患者に肯定的な影響を与える力があると判断したときに使用する。

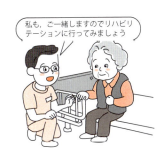

26 良い点を伝える　　中級

　患者自身のもっている力のある点，良い点，ウェルネスに着目して，そのことを言葉で表現する。

　このことで患者は自分の中にある力のある点，ウェルネスに気づくことができ，マイナスなことばかりではないと思えて，回復への希望がわく。

　例えば，「○○さんのご家族は，熱心にお見舞いに来てくださいますね。いつも感心しています」「○○さんが仕事に対して責任を全うしているのは，とてもまじめな人柄なんだと思います」「昨日も，病棟で熱心にリハビリをされているのを私は拝見していました」など。

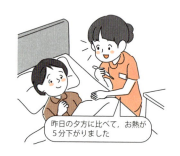

27 変化していることを表現する　　中級

　数日前，あるいは入院時などの状態や言動の変化を，事実を示して表現する。

　このことで患者は自分の状態や言動が変化していることを客観的に気づくことができる。特に，治療や入院が長期に及ぶ場合やなかなか変化が現れずに苦しい回復プログラムを送っている患者は，今の治療に意味がない，と感じて治療を中断しかねないので，この技術を効果的に用いることで治療の継続を後押しすることができる。

　例えば，「昨日の夕方に比べて，お熱が5分下がりました」「3年前に，ご家族と旅行に行ったときは，旅行先でイライラしてケンカになったのに，今回は，ケンカもないしイライラすることもなかったのですね」「半年前は半日出かけてたら翌日疲れて寝込んでしまいましたが，今回は2日も続けて出かけて，そんなに疲れを感じなかったのですね」など。

28 ユーモアを表す　　上級

　ジョークや掛け言葉，いま流行りの言葉や現象などになぞらえるなど，でホッとしたり笑う。

　このことで患者はずっと続いていく自分の苦しい状態や心情から一度開放されて，仕切り直しができる。

　例えば，「ご主人に相談するとご主人がテレビを見に行ってしまう」ということを何回も話している妻が，苦しい状態を抱えていて「誰にも相談ができない」と

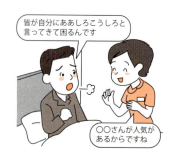

言ったときに,「ご主人はテレビでしょうからね」というように表現する。また患者が,「皆が自分にああしろ,こうしろと言ってきて困るんです」と言ったときに,「○○さんが人気があるからですね」などと表現する。さらに全国的に親しまれている好意的なな流行り言葉を使う。

　この技術は,双方に深い信頼関係があって初めて成立する技術なので,知り合って間もない関係で使用すると,患者が軽視されたと感じる危険性があるので注意する。

29 意図的に現実的な話題に変える　　上級

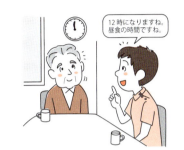

　患者が考えていること,思っていること,とろうとしている行動の判断を看護師に相談したり,ほのめかしたときに,看護師は受け止めながらも今はその問題をあえて取り上げずに,今,実際に生じていることに話題の焦点を移す。

　このことで,患者はある事柄にだけ執着していることから解放される。

　例えば,ずっと妄想の話をしている患者に「12時になりますね。昼食の時間ですね」「ところで,これからのご予定は？」など。

30 発話を促す　　上級

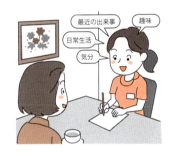

　患者に問いかけて,患者が言葉を発することを促す。

　このことで患者は言葉を発する機会を得られる。特に,引きこもりの状態の患者,家族がいてもつい同じことを言うために家族に負担がかかると感じて家族と会話をしなくなっている患者,単身者で外部との関係をつくることに積極的になれない患者などは言葉を発する機会が少なくなる。それにより嗄声,滑舌が悪くなる,嚥下力が低下する,話すことがおっくうになり,さらにひきこもりになるという悪循環に陥るので,これらを予防するために行う。話す力が回復してくると,自信がわいて積極的になる。

　具体的には,「昨日はテレビを見ましたか？」「読書が好きと言われていました。最近読んだ本はどのような本ですか？」「外出はされましたか？」「ここ数日のご気分はいかがですか？」など日常生活,趣味,最近の出来事,今の気分などを問いかけて発話を促す。話題が見つからないときは,本,雑誌,新聞を音読してもらう。この技術は,技術ともいえるが治療そのものである。

㉛ 話をもとに戻す　　中級

　1つの大事な話題が終了していないのに，話題が別のことに移った場合に用いる。すぐに戻さないで，ある程度移った新しい話題を多少あるいはひとしきり話した後に，この技術を使う。

　このことで患者は，自尊心を傷つけられずそして大事なことを話し続けることができる。

　具体的には，機会を見計らい，「ところで，先ほどの○○のことですが」「すみません。○○のことをもう一度確認させていただいてよろしいですか」など。

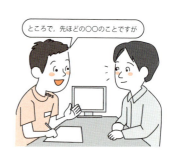

㉜ 時間の経過を追う　　上級

　患者は，短い間にさまざまな出来事が生じると気持ちが混乱する。自分自身でも何が原因でこのような気持ちになっているか整理できないので，話があちこち混在する。このような，あれもこれもたくさんのことが生じているときに用いる。

　このことで患者は，物事を整理して冷静に考えることができ，混乱した状態から脱することができる。

　例えば，「最初に起こったことは○○ですか」「次に，△△が起こったのですね」など。

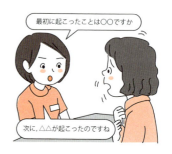

㉝ 一般化　　上級

　患者が具体的なことで困難を感じているときに，一般論で抽象化して表現する。

　このことで患者は，具体的な悩みから解放される。

　例えば，神経マヒで痛みに苦しんでいる患者が，「こんなに痛いのは私の気が弱いからでしょうか」と言ったときに「○○さんの状態でしたら誰でも痛みを感じると思います」「決して気が弱いわけではありません」と伝える。また「自分が買い物をすると周りの人が迷惑をする。だから買いたいものも買えない。窮屈な生活に疲れた」と言う統合失調症の患者に，「自由に生きましょうよ」と表現する。

　また，うつ病の患者が「周りに迷惑ばかりかけている」と言って自己の価値観を下げているときに，「人はみんなお互いさまですよ」などと声をかける。

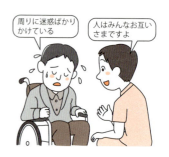

㉞ 現実提示　　　　　　　　　　　　　　　　　　　　中級

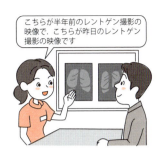

「情報提供」と類似の技術である。現実の状態を冷静に客観的に言葉にする。現実の状態を患者にわかるように示す。

このことで患者は，ある程度予測していたことをはっきりと認識できるし，淡い期待はもう叶わないことだと分かるので，現実に対処する力がわく。

例えば，「あと1日休むと，単位がもらえないと先生から説明されています」「こちらが半年前のレントゲン撮影の映像で，こちらが昨日のレントゲン撮影の映像です」など。

㉟ 情報提供　　　　　　　　　　　　　　　　　　　　中級

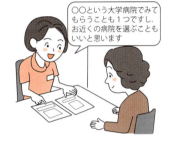

看護師がもっている専門的な知識に関する情報を患者に示す。この示した情報を患者が活用するかどうかは患者が決める。

このことで患者は，いくつかの選択肢があることがわかる。あるいは，患者が今の状態を理解することに役に立つ。

例えば，「転院先としては，○○と△△が考えられます」「○○という大学病院で診てもらうことも1つですし，お近くの病院を選ぶこともいいと思います」「今日の血圧は上が128で下が76でした」「マットレスを体圧分散にすると楽です。病棟にありますのでご希望があればご用意します」など。

㊱ 提案　　　　　　　　　　　　　　　　　　　　　　中級

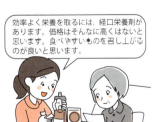

看護師が専門的な立場から患者にとってよいと思うことをいくつか提案する。また看護師がこの提案がよいと思う根拠や経緯を患者に説明する。

このことで患者は，自分が何をしたらいいのかを考えることができる。

具体的には，摂食障害の女性に「効率よく栄養を取るには，経口栄養剤があります。価格はそんなに高くはないと思います。食べやすいものを召し上がるのが良いと思います。鶏肉が食べられるのでしたら，時々味付けを変えたりすると続けて食べられます。運動と食べ物を組み合わせて考えることも大事です」と表現する。

また，うつ病で職場を休み始めた人に，「今は，休息が大事ですから，たくさん休んでく

ださい。朝，無理に何時に起きなくては，というように考えなくていいと思います。起きることができるまで寝ていてください。ご家族にもそのようにお話ししてください」など。

37 自己決定を促す　　中級

情報がいくつかあるなかで，患者自身が自分の行動を決めるように支援する。

このことで患者は，自己決定力が高まり，自分の健康に対して自己管理する力がついてくる。

例えば，「○○さんはいかがお考えですか」「○○さんは，どうしようと思っていますか」「○○さんの考えでお決めになることが良いと思います」など。

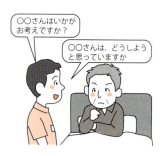

38 要約　　中級

会話した内容を最後にまとめる。

このことで患者は，たくさん会話したことで重要なことを再認識することができる。

例えば，「今日のお話は，○○と△△でした。そこで◎さんが最後はご自身でお決めになる，ということで今日のお話が終わりました」など。

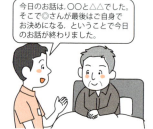

III 非言語的コミュニケーション技術

1 目の高さを同じにする　　初級

患者と同じ目の高さにする。

患者は寝ている状態や椅子に座っている状態で看護師と会話する場面が多い。そのときに看護師が立位のまま会話すると，患者が顔を上に向けて会話することになる。患者は、看護師の視線を上から感じるので威圧されるような気持ちになる。看護師が下から見上げるように会話すると，患者は自分が見下すことになるので落ち着かない。患者と看護師がお互いに目の高さが同じだと安定した気持ちで会話することができる。

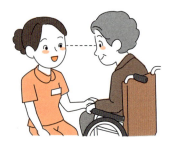

このことで患者は会話がしやすくなり，窮屈ではなくなる。また見下ろされる圧迫感，見下ろす落ち着きのなさがなくなる。

② 位置を見定める　　　　　　　　　　　　　　　　　上級

　患者が会話しやすい，ケアを受けやすい位置を見定める。
　このことで患者は，楽に会話ができるようになる。一般的には，斜め90度（直角）の位置が心地よいといわれている。患者の聴力，視力，安楽な体位などにより工夫する。

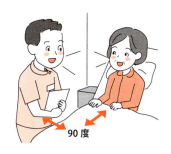

③ 心地よい距離をとる　　　　　　　　　　　　　　　上級

　看護師と患者の距離がちょうどよい，という距離感を作る。
　このことで患者は，安心して穏やかに看護師と会話ができる。
　具体的には，手を伸ばせば相手の手に届く距離がよい，とされているが，患者との性差や個別性に応じて安楽な距離を探す。

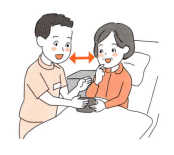

④ 声の大きさを調整する　　　　　　　　　　　　　　中級

　患者の状態にちょうど良い声の大きさで会話する。
　このことで患者は，自分のことを考えてくれていると安心できる。また会話に専念することができる。
　具体的には，痛みや苦痛を感じている患者には少し小さい声で，元気がある患者には普通の声の大きさで，難聴の患者には少し大きな声で会話するなど。

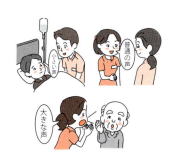

⑤ 共感的な（やや前屈みで包み込むような）姿勢をとる　　中級

　椅子の背にもたれかからずに，少し前屈みで，手と足を組まないで患者と看護師の間に心地よい空間ができる姿勢をとる。
　このことで患者は，包み込んでもらえる感じを受けるので安心して会話ができる。

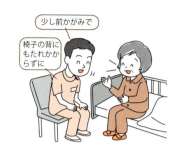

⑥ 安楽な姿勢をとる　　中級

　患者が安楽な姿勢を保てるようにポジショニングを整える。
　このことで患者は楽に会話ができる。
　具体的には，自分で体位を整えない患者には，安楽枕などを使用する。環境が狭くて窮屈な座り方しかできない場合は，物品を移動しておいて，ゆとりをもって座れる空間を整えておく。それが無理な場合は，部屋を変えることも検討する。

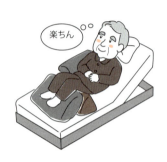

⑦ タッチング　　上級

　患者が不安，辛い，涙が出るという場面で思いやりの気持ちを込めてそっと触れる。
　このことで患者はフーと肩の力が抜けて，安心する。
　具体的には，患者の肩や手にそっと触れるなどを行う。
　しかし異性の場合はセクシャルな意味にならないように十分配慮する。セクシャルな意味になる恐れがある場合は，この技術は用いない。

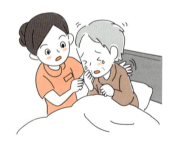

Ⅳ / 効果的でないコミュニケーション

効果的ではないコミュニケーションとは，効果的なコミュニケーション技術以外は，みなそうなるものであるが，主なものを列挙すると以下のようになる。

❶いきなりおびやかす話題から始まる（導入がない会話）

［例］患者の病室に入るなり，「○○さん，手術が決まりました」「検査の結果がでました。悪かったですよ」という。

❷非難

患者や家族と論争する。特に医療者が正しいと思っていることとは異なる意見を患者や家族が主張する時に用いやすい。

［例］「あなたの考えは間違っている」「そういう考えだから回復しないんですよ」

❸効果のない慰め

患者の心配ごとを軽く思う。通常，大丈夫を二回以上繰り返す。

［例］「大丈夫，大丈夫，なんともない」

❹看護師が話しすぎる

看護師が得意としていることを患者が質問したときなどに起こりがちである。または，ただおしゃべりな場合に起こる。

❺しつこい質問

無理に患者に話させようとする。看護師が知りたい，ということが優先する。

［例］「あなたの具合はどうですか。話してみませんか。自分のことわかってもらえると楽になるでしょう。さあ，どんな具合ですか？」

❻看護師が話さなすぎる

特に，新人看護師や看護学生が，どのように会話してよいかわからないときに陥る。解決策は，ロールプレイングを繰り返して会話の仕方を組み立てておくことである。

❼意味のない沈黙

上記の❻と共に生じることが多い。それ以外は，看護師の予期に反する患者の重たい話題の問いかけに答えられないときに生じる。

❽意味のない笑い

面白いことが生じていないのに笑う。多くは，看護師が緊張していて，緊張緩和のために意図せず笑いが出る。

❾相手を尊重しない言葉遣い

［例］高齢者に対して「おじいちゃん」「おばあちゃん」

［例］成人の患者に対して「○○ちゃん」

❿相手に不快を与えるような立ち居ふるまい（オーバーなジェスチャー）

⓫突然、結論に飛ぶ

［例］患者が「庭の草木がどうなっているかなあ」と言うと，看護師が「早く退院したい

ってことなんですね」と応じる。

⓬意味なく話題を変える

　［例］患者が「お風呂の時間は何時がいいだろう」と看護師に相談すると看護師が「ところで，今日はお薬の管理ができていましたか。確認させて下さい」と問いかける。

⓭言葉の重なり

　相手が話し終わらないうちに言葉を出す。

⓮患者の表現を抑制する

　患者が何か言うと，看護師が「でも……」「そうじゃなくて……」と逆説の接続詞で会話に応じる。

⓯否定的なニュアンスで語尾が終わる

　一見親切そうな話ぶりだが，実は患者の考えを否定している。

　［例］「そうですか」「〜なことはないんじゃないですか」「〜なことはないですよ」

●　●　●　川野雅資

[参考文献]
1）野呂幾久子，川野雅資，伊藤桂子，片山典子，佐々木郁子：精神看護面接における看護師の発話機能，技法，意図の関係―統合失調症患者の面接を対象としたパイロット研究．精神看護におけるディスコース分析研究会誌 3：13-26，2015．
2）川野雅資編：精神看護臨地実習．医学書院，2005．
3）川野雅資編：精神看護学Ⅱ　精神臨床看護学，第6版．ヌーヴェルヒロカワ，2017．

演習 >>> 4

❖ ねらいと概要

ロールプレイングで言語的・非言語的コミュニケーション技術を用いて行います。

事例の患者に看護師がどのようなコミュニケーション技術を用いるかグループで話し合い，その後実際にロールプレイングを実施します。終了後に，どの技術が効果的だったか振り返りをしましょう。

❖ 事例の紹介

事例 1　末期の患者の事例

62歳の女性で肺がん末期の患者。今，子どもたちに迷惑をかけている。「もう，末期と言われているので，早く命を終わりにしたい」と看護師に話す。

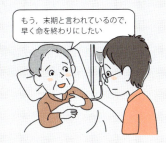

事例 2　手術を受けたくないという患者の事例

55歳の女性。胆石，胆嚢炎で入院中。禁飲食で1日2回の抗生剤を投与している。今回の検査で，総胆管に胆石が嵌頓していることがわかり，主治医が面接室で手術が必要という説明をした。患者は突然泣き出して「手術をしたくない」と言って自室に戻った。看護師は30分後に病室に訪室した。

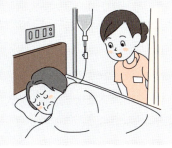

❖ 学習のポイント

言語的コミュニケーション技術には，用いる順序があります。はじめは導入の技術，そして次第に問題を特定する技術，そして最後に自己決定に至る技術を用います。演習で用いた技術の順序も含めて，振り返りの討論を行いましょう。

よい聴き手になるためのコツ
~心のゆとり，そして沈黙と間のとり方~

臨床で働く皆さんは，忙しく働いている合間に患者さんに呼び止められて，話を聞きたくても十分に聴くための時間がとれずにイライラした経験はありませんか？　そんなとき，聴き手は，心身の調和を保ち，リラックスできているかに注意を向けましょう。自分は，相手をどう感じているかを理解できていると，より話し手の気持ちがくみ取れ，近づけるようになります。

ときに，会話の合間に表れる「沈黙」には意味があります。そんなときには決して焦らず，沈黙の意味を考えながら待ちましょう。聴き手は話し手の話を遮らず，話し手が言いよどんだとしても「間」を保ち，心に余裕をもって聴くことが大切です。そして，相手が話し終わったときに，すぐに話し始めるのではなく，聴き手はゆっくり「間」をとって対応しましょう。そうすれば相手にも聴き手がじっくり話を聴こうとしていることが伝わります。

（曽谷貴子・日下知子）

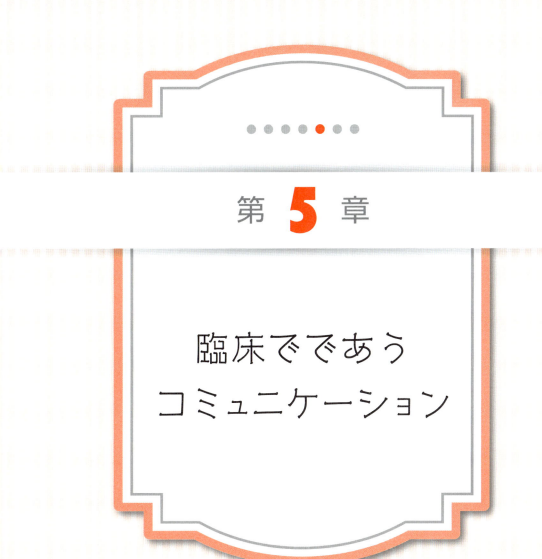

第 5 章

臨床でであう
コミュニケーション

> POINT
> - 臨床の場面で，看護師は，問いかけ，受け止め，言い換えなどのコミュニケーション技術を用いて，患者が自分の状態や心配な気持ちを表現できるように促す。
> - 看護師は自己提供や情報提供，提案をして，患者が自己決定できるように問題を解決するコミュニケーションが必要である
> - 看護師はケア提供者間でアサーティブな会話をして，患者の代弁者となり，擁護者となることが求められる。

事例1　ストーマの自己管理に対し不安を感じている患者・家族の対応

大腸がんで人工肛門を造設した90代男性，Aさん。医師からはストーマの自己管理ができればいつでも退院可能と言われている。装具交換の手技について指導しているが「人工肛門なんて見たくもない。便が緩くてすぐ漏れるし家では管理できない」と言っている。妻は「私はよくわからない。退院後も看護師さんにやってもらいたい」と話している。装具交換の指導計画が立案されて一週間経過しているが指導計画通りに進んでいない。

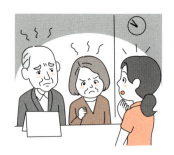

会話者	会話の内容	技術
看護師	手術後傷も良くなってきたので少しずつ人工肛門のケアを覚えていただきたいと思うのですが，一緒に練習してみませんか？	提案
A氏	こんなものがお腹についてつらいし情けない。便が緩くてすぐに漏れるし自宅で管理するのは無理だね。	
看護師	手術前と大きく変わりましたから戸惑いますよね。	言い換え
A氏	この先ずっと付き合うのかと思うとね。今は手伝ってもらっているから何とか交換できるけど1人ではできない。	
看護師	辛いですね。見るのもつらいし，1人では難しいということですね。	受け止め，言い換え
A氏	そうだね。誰か手伝ってくれないと。	
看護師	いつも人工肛門の交換のときは奥様が一緒ですが，奥様は人工肛門の管理はどのようにお考えですか。	(妻の)考えを表現できるように問いかける
妻	私もよくわからないのよね。退院後もずっと看護師さんに（人工肛門ケアを）やってもらいたいわ。	

076

(つづき)

会話者		会話の内容	技術
看護師		奥様は人工肛門の交換はまだやったことがないのでわからないですか。人工肛門の交換はどのようなところならできそうですか。	受け止め，問いかけ
	妻	切ったりすることぐらいはできると思います。	
看護師		人工肛門の管理を私と一緒に練習してみませんか。	提案，看護師の自己提供
	妻	私にできるかしら………心配だわ。	
看護師		奥様おひとりですべて交換するのは心配ですよね。人工肛門の土台をストーマの大きさに合わせて調節して切るところから始めてみませんか。	提案
	妻	そうね，切るところはできそう。	

● 看護師は妻へ用具を説明し一緒に準備を行い，パウチ交換は看護師が実施する

	妻	切るのはできそう。便が緩いから，漏れたときはどうすればいいかしら。自信がないわ。	
看護師		漏れてしまったときも同じように張替えをすればいいのですが，手順が沢山あるので覚えるのは大変ですね。	受け止め，言い換え
		同じように準備ができるように少しずつ覚えていきませんか。	提案
	妻	そうね，お願いします。	

　看護師は，ストーマの自己管理ができないという患者・家族に対し，患者・家族の思いを受け止めながら，患者と家族がすべて語らない心の奥を推察して，「受け止め」と「言い換え」の技術を多用して，患者と家族の思いを明らかにした。「提案」と「看護師の自己提供」の技術を用いて，無理と思っているストーマの自己管理ができるように準備をした。このように**相手の思いを傾聴し，一緒に解決していける関わりを心掛けたい**。

事例2　歩行訓練をすすめたい患者と看護師の会話

　脳梗塞で内科へ入院中の82歳女性，Bさん。右片麻痺ありリハビリテーション中である。リハビリテーション科M医師からは，付き添いがあれば病棟内の歩行は可能と言われていた。Bさんは病棟でも歩く練習をしたいと思い，M医師へ「訓練で歩いているから病棟でも歩きたい」と話した。しかしM医師から「看護師の付き添いがあれば練習してもいいけど，1人で歩いて転んだら大変ですよ」と言われた。

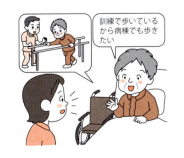
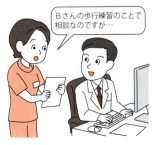

会話者		会話の内容	技　術

●Bさんがナースコールを押す

●看護師が訪室する

看護師		Bさんどうされましたか。	問いかけ
	B氏	看護師さん歩行練習したの。 M先生は1人で歩いて転んだら大変だから付き添いで練習と言っているの。 もっと練習したいのだけど。だめよね。	
看護師		Bさんは練習熱心ですね。 練習をしたいのですね。	良い点を認める，言い換え
	B氏	右足がずいぶん動くようになったからリハビリすすめたいの。	
看護師		ずいぶん長い距離を歩けるようになっていますよね。	良い点を認める
	B氏	そう。自分でもずいぶん歩けるようになっていると思うの。 だからね，ここ（病棟）でも歩く練習をしたいの。 先生は，転んだら大変だからと言っていて，あまり賛成ではないようだけど。 でも，もう少し練習したい。 歩けるようになると退院よね。	
看護師		そうですね。もう少しですね。 では，Bさん一緒に歩行練習しましょう。 歩行の様子を確認させていただいてから相談しましょう。	同意する 看護師の自己提供
	B氏	お願いします。	

●患者と共に病棟内1周歩行する

看護師		Bさん，歩行は安定していましたね。	観察したことを表現する
	B氏	そう。ありがとう。	
看護師		病棟でも付き添いの歩行練習を進めていけると思います。 病棟内で練習できるようにM先生に相談してみます。	看護師の考えを表現する
	B氏	そう。ありがとう。 お願いします。	

●看護師が医師へ歩行練習について相談する

看護師		M先生，Bさんの歩行練習のことで相談です。 M先生，Bさんと今日一緒に歩いてみましたが歩行は安定していました。 病棟内で付き添い歩行練習をすすめていきたいです。	

(つづき)

会話者	会話の内容	技術
医師	歩行は安定していますが，練習を増やして歩行できると過信して1人で歩いてしまわないか心配です。退院も見えてきたところで転倒することは絶対にさせないようにしてください。	
看護師	練習は必ず看護師付き添いで行います。歩行計画は1周までにして，無理のないようにすすめます。1人で歩くことのリスクはBさんへ説明します。指示の追加をお願いします。	
医師	歩行は必ず見守りしてください。看護師付き添いで病棟内歩行1周可の指示を追加しておきます。	
看護師	はい，ありがとうございます。	

　看護師は，Bさんの良い点を認め，歩行練習を進めたいBさんの歩行状態を確認し，歩行状態をみて安定していたことを患者へ表現し伝えた（観察したことを表現する）。医師との相談場面では，転倒を防止したいという思いをくみ取りながら歩行練習の交渉した。このように看護師は医師との交渉を**アサーティブ**な関わりで患者の要望を実現することが必要である。

事例3　退院に対し心配している患者との会話

　誤嚥性肺炎で入院した90代女性，Cさん。独居でADLは自立していたが，入院後トイレ以外は臥床していることが多い。食事も半量程度摂取できるようになっているが時々水分でむせこんでいる。入院3日目に言語聴覚士に嚥下訓練を依頼し食事を開始している。

　入院1日目に退院カンファレンスを実施し，入院5日目の本日，ケアマネジャーが決まり退院調整のためのカンファレンスを開催する予定である。N医師は「水でむせることがあるので嚥下訓練をして，病状が良くなったら退院しましょう」と説明しているが退院には環境調整が必要であった。

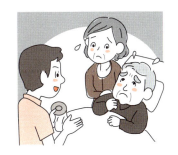

会話者	会話の内容	技術

●Cさんからナースコール

会話者	会話の内容	技術
C氏	先ほどN先生が来て，1週間くらいで退院って言っていたのですけど。 食事すると咳がでて止まらないことがあるの。 退院した後は誰に相談したらいいのかしら。	
看護師	心配なことが沢山あるのですね。 Cさんが心配なことを聴かせてください。 一緒に考えていきましょう。	受け止める，言い換え，患者が思いを表現することを促す，看護師の自己提供
C氏	食事するとのどに引っかかって咳が出るの。	
看護師	食事中何度かむせていますね。 私も食事や水分でむせているのが心配です。 今の食事はとろみをつけています。 退院後もとろみをつけて食べることが必要です。	看護師が自分の感情を表現する，情報提供
C氏	食事はどうやって作ったらいいかしら。 粉にしてもらっているけど、薬も飲みこむのが大変なの。	
看護師	今日，退院後Cさんの自宅に来てくれる担当の保健師とケアマネジャーが来る予定なのです。 食事と薬について相談しましょう。	情報提供 提案
C氏	いろいろ相談できるかしら。	
看護師	相談しながら準備を進めていきましょう。	受け止める
C氏	そうね。	
看護師	Cさんの退院後のことは地域の担当保健師とケアマネジャーとしていきます。 Cさんが退院しても困らないように状況を整えるお手伝いをします。	情報提供
C氏	どんなことをしてくれるのかしら。 よくわからないから，一緒に聞いてくれる？	
看護師	一緒に聞きましょう。 Cさん，退院前のように歩くことができるように歩く練習もしていきましょう。 歩く練習をしてみませんか。	看護師の自己提供 提案
C氏	歩くと息が切れるからあまり歩きたくない。 でも，歩かないと足腰が弱るわね。 少しずつならできるかしら。	
看護師	では歩く練習も始めていきましょう。	提案
C氏	そうね。ありがとう。	

　看護師は，飲水，食事でムセがあり退院に対して心配があるCさんに対して，気持ちを受け止め，Cさんが思いを表現することを促し，一緒に行いましょうと看護師の自己提供を2回用い，そしてわかりやすい言葉で情報提供を行った。自宅への退院に向けた，これから開催する多職種との話し合いにCさんが安心して出席できる関わりが重要である。

事例 4　退院に対し不安があると訴える患者との会話

乳がんで入院の 50 歳女性患者，Dさん。術後経過は順調であり退院後は放射線治療の予定である。今日の朝の回診で「いつでも退院できます。明日でもいいですよ」と主治医のO医師から言われた。Dさんは退院について相談するために担当看護師である 2 年目のK看護師がいるナースステーションへやってきた。

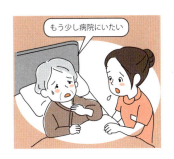
もう少し病院にいたい

会話者		会話の内容	技　術
	D氏	Kさん，お話ししたいことがあるのですが。	
看護師		はい。 Dさん，明日退院決まりましたね。	
	D氏	そうなのです。 そろそろ退院かなと思っていたけど，思ったより早く退院していいと言われました。	
看護師		早く退院したいと言っていらしたので，良かったですね。	
	D氏	そうですね。 そう……。 退院したかったの。 退院が待ち遠しかったはずなのに，退院していいといわれたら何だかね。 急に心配になっちゃって。	
●沈黙			効果的な沈黙
	D氏	退院の後のことが心配で……。	
看護師		昨夜からなんとなく元気がなかったのは退院後のことが心配だったからなのですね。 お話しお伺いします。 こちらにお入りください。	言い換え 会話場面を創造する
●K看護師はカンファレンスルームへDさんを案内した			
	D氏	聞いてくれる？ 来週から放射線治療が始まるから通えるか心配なの。 昨日，放射線の先生から治療の話を聞いて，通えそうって思ったんだけど。 風邪をひいたり，熱が出たらどうしたらいいのかしら。 先生は採血の結果を見ながら無理をしないようにすすめると言っていたけど，いろいろなことが気になって……心配なの。	
看護師		放射線治療中に具合が悪くなったときのことが心配なのですね。	反復，言い換え
	D氏	そう。 入院していると体調の変化はすぐにO先生や看護師さんに聞けるけど，退院するとそういうわけにはいかないでしょ。	

(つづき)

会話者	会話の内容	技術
看護師	Dさん，昨日O先生と，放射線の先生から説明を聞いたときは自宅からの通院で大丈夫と話していたので退院の話をすすめたのですけど。 Dさんが本当は通院に心配を感じていたのですね。	看護師の考えを表現する 患者が気持ちを表現できるように促す
D氏	昨日O先生の話を聞いたときは退院しても大丈夫だと思っていたの。 話を聞いてから一晩，いろいろ考えちゃって。	
看護師	そうですか。 放射線治療中に具合が悪くなったらと考えると心配になりますね。 退院後，放射線治療中も今まで通り定期的に診察します。 毎日の治療は大変ですが，外来でもDさんを全面的にサポートします。 もし体調が悪くなって入院が必要になったらいつでも入院できます。	反復，言い換え 情報提供
D氏	そうね……。 体調悪くなったときのことが心配だったけど，具合が悪いときは相談すればいいのかな。 すぐに相談できないと思うと心細くて，心配しすぎたかな。	
看護師	放射線治療は初めてですし心配な気持ちになりますよね。 心配になったらいつでも声をかけてください。 一緒に考えていきましょう。	受け止める，看護師の自己提供
D氏	ありがとう。	

　看護師は，Dさんがナースステーションへ訪れた際に患者が話ができるように効果的な沈黙を用い，そして患者が心配ごとをしっかり話すことができるように別室で話を聞いた。看護師は，Dさんが思う放射線治療に対する心配ごとを**「反復」して伝え，言い換えながら話を進め情報提供し，看護師が自己提供して会話が終った**。看護師は，患者が何を心配に思っているか聴きとり，発話を促して行くことが必要である。

事例 5　腰痛が続く患者と看護師の会話

　脚立から転落し全身打撲で整形外科に入院したEさん。入院時から1週間以上全身の痛みが軽減せず，鎮痛薬を1日3回内服していたが疼痛コントロールはできなかった。特に疼痛の強い腰椎の精査をすると腰椎転移がみつかった。原発は不明であり，さらに検査が追加されまだ告知はできていない。夜間も体動のたびに痛みがあり疼痛コントロールができず眠れないとナースコールがあった。

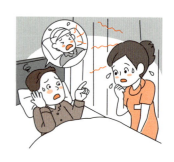

会話者	会話の内容	技術

●Eさんからナースコール

会話者	会話の内容	技術
E氏	全身打撲って，いつまで痛みが続くのかな。 今も全身，動かすのがやっと……。 特に腰がね，動かなくても鈍い痛みがずっと続いている。 腰は骨折していなかったと思うんだけど。	
看護師	痛みがひどくなっているのですか。	問いかけ
E氏	そう，腰の痛みはひどくなっていると思う。 特に夜は痛みが強くなるように感じる。	
看護師	痛みは夜のほうが強いのですね。	反復
E氏	痛くて眠れないし，眠れないから寝返りしようとするとまた痛くて。	
看護師	それはつらいですね。	受け止める
E氏	そう……つらい。 この腰の痛みは良くなるのかな。 痛み止め飲んでいるけど効いていないと思う。	
看護師	つらいですね。 痛み止めは効きませんか。	受け止める 問いかけ
E氏	少しは効いているのかもしれないけど。 動くとつらいね。	
看護師	Eさん，痛みを少なくするためにいくつか方法があるのでためしてみましょう。	提案
E氏	何かありますか。 もっと強い痛み止めがあるかな。	
看護師	寝る前に追加の痛み止め飲みましょう。	提案
E氏	それで痛みとれるかな……。	
看護師	痛みは和らぐと思います。 Eさん，寝返りするときが特に痛みがあるようなので寝返りの時はお手伝いします。 右向きでお休みになっていることが多いですが，痛みが楽なのは右向きですか。	看護師の自己提供 問いかけ
E氏	そうだな。 右向きは痛みが少ないけど、左を向くときはすごく痛い。	
看護師	背中に寄り掛かれる枕を増やしましょう。 左に寝返りするときはお手伝いしますのでナースコールしてください。	提案 看護師の自己提供
E氏	……お願いします。	

　看護師は，Eさんの苦痛に対して言動を受け止め傾聴している。看護師は問いかけ，反復，受け止める技術を用いて患者が自分の状態を発言することを促し，そして患者を観察したなかから苦痛を取り除くための看護を提案し，ケアが押し付けにならないように患者がケアを選択できるように会話を促した。**患者が自分に合った方法を選択できる介入**を大切にしたい。

●　● ●　●鈴木由香，川野雅資

第5章

臨床でであうコミュニケーション

083

演習 >>> 5

　ここに提示したA氏からE氏の事例について，ロールプレイングを実施し，意図とコミュニケーション技術，そしてアサーションについて振り返りましょう。

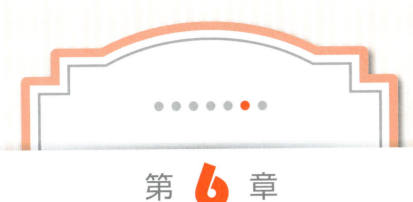

第6章

さまざまな
分析方法からわかる
看護師の
コミュニケーション技術

I 会話分析の目的

　会話分析の目的は，「社会における会話の中で人々が相手の行為を理解し，自分の行為を示すために共有している実践の方法を描写すること」で，「目的と概念，方法を持った枠組みを指すもの」である[1]。

　筆者は会話分析を，「個人や集団の中で生じている会話場面を抽出し分析するもの」と考え，特に「看護師と患者との間に起こる会話場面を，環境要因も含めて分析すること」と規定している。このことから会話分析を幅広い概念としてとらえている。そして，分析の方法は多種多様に存在すると考えている。

　会話分析の理論的伝統には，「物事を生じさせるために人々がどのように言語を用いているかを探ることに関心がある」という立場と，「対人場面や集団場面での出会いがうまくいくために用いるミクロ的戦略を分析することによって，社会生活を理解することができる」という立場から発展した。次に，発話の分析に焦点を当て，「関係性，経験，相互作用が会話によってどのように構成されるのかに注目する」とする立場が現れた。

　会話分析と類似した用語に**ディスコース分析（談話分析）**がある。ディスコース分析について，「談話分析には，社会言語学・言語論でおこなわれている研究を始めとして，言説心理学や批判的談話分析など様々なアプローチがある」と小谷は記述している[2]。このことから，ディスコース分析の方が会話分析よりも大きい範囲を示しているといえる。

　一方，鈴木は，会話分析を「人々が実際に行っている会話をデータにして，やり取りにおける規則やルールを見出そうという研究方法である。ただし言語自体には関心がない。会話分析では人々のやり取りにおいて，何がどのように行われているのかを調べようとする。そのための特徴的な方法が，詳細なトランスクリプトの使用で，これにより人々のやり取りを非言語的な面も含めて詳しく見て取ることができる」と述べている[3]。鈴木は，言語自体には関心がない，と記述しているが，筆者は，むしろ言語に関心を寄せている。筆者は，看護師の言語的コミュニケーションと非言語的コミュニケーションが患者にどのように影響するのか，そのときの看護師の意図は何か，使用しているコミュニケーション技術は何か，有効なコミュニケーション技術にはどのようなものがあるのか，そのことが患者の助けになるのか，ということを明確にすることを目指しているので，ミクロ的な立場に立っているのであろう。

　McLeod は次のように述べている。心理療法の研究に会話分析を用いることによって，心理療法についての直観的な理解が可能となる。心理療法とは本質的に，「会話」であり，心理療法の効果は，会話が正しい形式で遂行されることを通じて生じると考えられる。また，会話分析のための一次データ（録音）も，心理療法の場合には比較的簡単に手に入る。加えて，会話分析の慣習として，テクストを短い切片に分離し，それを詳細に検討するため，秘密保持に関して倫理的問題が生じにくいということもある[4]。この，McLeod の解説は，見事に筆者が目指していることを表現している。

II 本章のプロセス

本章は1つの事例を6つの会話分析でコミュニケーション技術の根拠を分析したものである。

分析方法

筆者はMcLeodの考え方を参考にして研究をすすめてきた。筆者らは，約10年前から看護師と患者の会話場面を分析してきた。まず研究計画書を作成し，所属部署の倫理審査を受ける。研究対象者に，研究の目的，方法，結果の公表，いつでも撤回できることなどを含めて説明し，同意を得る。そのうえで会話場面を録音・録画する。それは，非言語的コミュニケーションと会話場面の環境も分析対象としたからである。発語が小さくて声が聞き取りにくい患者がいるので，録音も同時に行う。

このようにして，収集したデータを**トランスクリプト表記**する。トランスクリプトとは，会話をテープに録音しそのテープを起こしたものである。トランスクリプトには，独特の表記方法がある。二行にまたがる場合，二人の発話が重なった場合，沈黙の時間など多くの決まりがある。会話分析のためのトランスクリプトは，テープで録音した音をできるだけ正確に記載すると同時に，話し手たちが交わし，研究者に聞こえ，研究者が読者に伝えたい意味も記す。したがってトランスクリプトは，無限のデータがそこに含まれるので，ある程度妥協しないと完了しないものであり，一種の翻訳ともいえる。そのため，研究者の意図によってトランスクリプトの詳しさが変わる。このことから，トランスクリプトの表記にはいくつかの方法がある。筆者の研究では基本的に，Jeffersonの記述方式を用いる[5]。このJeffersonの記号システムは鈴木聡志が紹介している[6]。

分析方法は，これから紹介するように研究者によって多様な方法がある。そこから学べることにも多様性がある。このことを明確にするために，今回は，同じ看護面接場面をさまざまな分析方法で分析することを試みた。大きく分けて，質的な分析方法と量的な分析方法，そして量的分析と質的分析をミックスした混合研究法である。

具体的には，看護理論（シスター・カリスタ・ロイ），心理学の理論（自己心理学），カウンセリグの技法（フォーカシング），サイコセラピーの理論（ブーケンタール），精神療法（認知行動療法）そしてコンピュータによる分析（RIAS）である。

質的な研究方法による分析の場合，データからその一部分を選んで抜粋した。抜粋する会話場面は，研究者が見つけたパターンの典型例である。逆説的ないい方をすればパターンの典型を示すために最もその典型を表している場面を選んで解説する。典型は研究者の観念の中にあり，研究者が作り上げるものなので，現実のデータの中から典型を示すために最も適したデータを典型例として選ぶ。量的な研究方法による分析は，すべてのデータを分析対象とする。データ量が多ければ多いほど，規則性や関連性が明らかになり例外が少なくなる。

② 分析対象

　分析対象は，1対1の会話場面とした。患者は，診断名がパニック障害でうつ状態だった。精神科医の診察を受けて抗うつ薬と睡眠導入剤を服用している。患者は，特におしゃべりなわけではなく，一般的な青年期の女性である。職場の上司からハラスメントを受けてその職場を退職し，今は別の職場にパートタイムで働き始めた。

　看護師は，精神看護の面接に関する訓練を受けて30年以上実施しているベテランの看護師である。患者とは，認知療法のコラム法を用いて自己理解を深めることを話し合って決めた。しかし，この日は，患者の様子の変化から，認知療法のコラム法を実施しない，という場面である。

　会話は，静かで外の景色が見え，自然が都会にしては豊かな環境である。看護師は，飲み物を用意して会話をすすめた。

　コミュニケーション技術には，**表**に示したようにさまざまな方法と根拠がある。読者には，それぞれの会話分析によって，何が効果があるのか，臨床にどのように応用していけばよいか，その根拠は何なのかを読み取って活用して欲しい。

表 本章の会話分析

分析方法	根拠・効果・応用
A　ロイ適応看護モデル	・〈生理的様式〉〈自己概念様式〉〈役割機能様式〉〈相互作用様式〉の様式に従うことで患者を全人的にアセスメントでき，適切な看護計画を立てることができる
B　共感の視点	・患者に対して共感的理解をするためには，代理内省を通して対象に波長を合わせる，治療的関係は対象の内面に積極的関心を寄せることから始める，「看護師だから」という心のバリアをはずすことが求められる
C　対人間圧力	・看護師の面接の流れには一定のパターンがあり，後半になるほど【話のつなぎ】をはさんで，圧力の強いスキルを効果的に使用している ・【話のつなぎ】には「傾聴」「導く」「教示する」「求める」などの段階がある
D　認知行動療法	・熟練看護師はカウンセリング手法を用いることで，看護援助としての治療的コミュニケーション技術の向上につなげている ・例えば【会話の促進】【閉じた質問】【言い換え】【現実提示】などを用いて傾聴し，【促進】させている。 ・そのとき看護師は，患者が自分の行動の問題を考えて「気づき」を深めるような援助をする
E　フォーカシング	・フォーカシングの技法を用いると，患者は看護師の寄り添う姿勢（リフレクション）での傾聴によって，より語りやすくなり，患者と看護師のリレーション（信頼関係）が深まるようになる
F　RIAS分析	・【開いた質問】などを用いることで，患者が自己表現しやすいように問いかける ・患者と同程度の発話量になるような会話を行うように意識する ・「情報収集」にとらわれすぎず，社会情緒的カテゴリーに属する「社交的会話」「肯定的発話」「感情表出の発話」などを会話の中に取り入れる

●●　●川野雅資

✦ 本研究にあたって

　本研究は奈良学園大学および川崎医療短期大学の倫理委員会の承認を得て行った。倫理的配慮として，本研究の対象患者と看護師に対して，看護面接場面の記録（録画・録音）をするのは，看護師の非言語コミュニケーションを分析するために行うこと，看護師の映像を中心に撮影をするが患者は映像に入らないこと，患者の音声のみ録音をすること，面接中拒否や中断しても何ら不利益を被ることはないことを説明した。また，研究目的以外に使用しないこと，データの取り扱いや学会発表など匿名化を厳守し，個人が特定されないことを保証した。データの管理は筆者が行い，研究終了後は録音・録画，スクリプトの媒体をシュレッダーなどにより再生できないよう処理した。

　分析は，意図とコミュニケーション技術で構成されている言葉の使い方や意味が多面的に明らかになるように，同一場面の会話を異なる手法で分析比較することを目的にしたため，1例を対象とした。分析結果から明らかになったことを看護師が臨床場面で応用することが可能なように，臨床への応用を付記した。

　会話時間は約55分であった。会話場面を録音・録画したものをスクリプト表記した。ここでは個人が特定されないように，かつ分析結果に影響しないように匿名化したスクリプトを表記し，分析結果もそれに準じた。

［文献］

1）小谷真理子：会話分析. 末田清子・他編著, コミュニケーション研究法, ナカニシヤ出版, 2011, p170.
2）前掲書 1.
3）鈴木聡志：会話分析・ディスコース分析. 新曜社, 2011, p7.
4）McLeod J: Qualitative Research In counseling and Psychotherapy.（ジョン・マクレオッド著, 下山晴彦監, 谷口明子・他訳：臨床実践のための質的研究法入門. 金剛出版, 2007, pp117-118.）
5）Jefferson G: Glossary of transcript symbols with an introduction. In G.H. Derner(Ed), Conversation analysis: Studies from the first generation. Amsterdam, John Benjamins, 2004, pp13-31.
6）前掲書 2, p15.

A　ロイ適応看護モデルからわかる コミュニケーション技術

▶POINT

- ・ロイ適応看護モデルを用いて気分障害をもつ患者と看護師の会話分析を行うと，アセスメント，看護診断，介入結果を一連として検討することができた。
- ・パニック障害をもつ患者の例から，リカバリーの段階に応じたケアを検討することができた。
- ・このモデルは全人的に患者をケアをすることに有効と考えられる。

I　ロイ適応看護モデルによる分析方法

① ロイ適応看護モデルとは

　ロイ適応看護モデル[1]は，「人間は変化を続ける環境と常に相互作用する適応システムである」と考える。そして環境からの刺激は，❶焦点刺激，❷関連刺激，❸残存刺激の3つあるとする。❶焦点刺激とは，個人や集団の適応システムに最も直接的に影響を及ぼす内的・外的刺激をいう。❷関連刺激とは，焦点刺激の影響に関連する状況で現れる刺激のうち，焦点刺激以外の全てをいう。❸残存刺激とは，個人や集団の行動に不確定の影響をおよぼす刺激をいう。

　人は，これらの刺激を環境から受けた場合の反応および環境との相互作用によって適応している。適応は，❶「生理的様式」，❷「自己概念様式」，❸「役割機能様式」，❹「相互依存様式」の4つの適応様式を通して行われるとロイは考えている。❶生理的様式は，個人としての人間が環境に対して身体的存在としてどのように相互作用するかに関連するものである。❷自己概念様式は，刺激に対して自分自身について抱いている感情や信念から合成された自己概念がどのように反応するかに関連するものである。❸役割機能様式とは，個人が社会のなかで占める役割に対してどのように反応するかに関連するものである。❹相互依存様式は，個人や集団の相互依存関係に関連するものである。個人を対象にする場合，愛情や尊敬，価値観のやりとりに関する相互作用に焦点を当てている。

ロイ適応看護モデルによる分析方法例

　分析では，ロイ適応看護モデルの4つの様式である，生理的様式，自己概念様式，役割機能様式，相互依存様式に関連する会話の部分を抽出し，❶行動のアセスメント（患者の言動や行動），❷刺激のアセスメント（F：焦点刺激，C：関連刺激，R：残存刺激）を行う。さらにこれらの刺激のアセスメントから❸看護診断を導き，❹どのような介入を看護師が行ったか，❺どのような結果が得られたかについて検討する。

　その例を表1に示す。これは，クライアントがうつ病の再燃から自殺したいと思ったことを看護師とのカウンセリングで話をする場面の一部である[2]。

　行動のアセスメントとして「気がつけば自殺しか考えていない」「消えてしまいたい」という患者の発言があった。これから，この言葉に最も影響を与えている原因を焦点刺激とすれば，焦点刺激は【気分障害の再燃による病休の決定】となる。この焦点刺激に関連する刺激として，病気から会社を休むことになり，自責の念をもち，自尊心が低下していたことから，関連刺激は【C1：自責の念と自尊心の低下】と【C2：自殺の観念の想起】が考えられた。そして看護診断としては【自殺のリスク】が考えられた。看護介入として，C1に対して【気持ちの傾聴と共感】，C2に対して【自殺しないことを強く求める】を実施していた。

　さらに別の発言から，行動のアセスメントとして「僕はいてもいなくても（会社に）支障はない」や「本当にいなくなった方がいい」という発言があった。これらから，焦点刺激は【F：気分障害による将来の悲観】，関連刺激は【C1：存在意義の喪失】が考えられ，看護診断は【霊的苦悩】とされた。看護介入としては，C1に対しては【つらいことを辛抱

表1　自己概念様式に基づいたカウンセリングの内容

行動のアセスメント	刺激のアセスメント	看護診断	看護介入	結　果
「気がつけば自殺のことしか考えていない」「消えてしまいたい」	F：気分障害の再燃による病休の決定 C1：自責の念と自尊心の低下 C2：自殺の観念の想起	＃自殺のリスク	C1に対して：気持ちの傾聴と共感 C2に対して：自殺しないことを強く求める	自殺を思い留まる。
「僕はいてもいなくても支障はない」「本当にいなくなった方がいい」	F：気分障害による将来の悲観 C1：存在意義の喪失	＃霊的苦悩	C1に対して：つらいことを辛抱してきたことを受け止める。 病気は治療で治ることを伝える。	

してきたことを受け止める】や【病気は治療で治ることを伝える】を行っていた。

このように，アセスメント，看護診断，介入，その結果という一連の流れで見ることにより，この会話の流れを把握することができる。

Ⅱ ロイ適応看護モデルによるコミュニケーションの分析例

ここでは，88頁のパニック障害でうつ状態の事例について，実際の会話場面をロイ適応看護モデルで分析し，その結果から看護師のコミュニケーションの特徴について考察することを通して，具体的な分析方法について紹介する。

① 分析方法

倫理的配慮と，面接の対象者の紹介は前述したとおりである。

分析の方法として，患者A氏と看護師との会話の分析において，生理的様式，自己概念様式，役割機能様式，相互依存様式，に関連する会話の部分を抽出し，❶行動のアセスメント（患者の言動や行動），❷刺激のアセスメント（F：焦点刺激，C：関連刺激，R：残存刺激）を行い，これらの刺激のアセスメントから❸看護診断を導き，❹どのような介入を看護師が行ったか，❺どのような結果が得られたか，について検討した。

② 結果と考察

1）生理的様式

患者の身体的な問題についてアセスメントすると，薬の量が多いことから，食欲が強くなっている問題が考えられる。そこで焦点刺激は「パニック障害のための服薬」があり，それによって「食欲が出すぎる」や「体重が8kg増量」などの問題があげられる。

関連刺激として「C1：食欲が止められない」という問題が考えられ，看護診断としては「#栄養摂取消費バランス異常リスク状態：必要量以上」があげられる（**表2**）。

この問題に対して，看護介入では「薬により，食欲が出て，食べすぎになっていること」を説明し，「食べる物を選択すること」を助言していた。その結果，患者は食事に気を遣う必要性があることを理解できたと考えられる。

2）自己概念様式

患者が自分をどのように捉えているか，認識しているかをアセスメントすると，物欲が高くなっていること，休日に予定を多く入れて十分に休めていない問題が生じていた。そこで焦点刺激は「パニック障害のための服薬」があり，その抗うつ薬の作用が強いことで「ポジティブになっている」「服やコンサートなどに強い興味がわいている」などの変化が出て

表2 生理的様式に基づいた分析の内容

行動のアセスメント	刺激のアセスメント	看護診断	看護介入	結　果
・「食欲が出すぎる」 ・体重が8kg増量	F：パニック障害による服薬 C1：食欲が止められない	＃栄養摂取消費バランス異常リスク状態：必要量以上	C1に対して：食事では，食べるものを選択するように助言した。	・食事に気を遣う必要性が理解された。

表3 自己概念様式に基づいた分析の内容

行動のアセスメント	刺激のアセスメント	看護診断	看護介入	結　果
「確かにすごいポジティブにはなれているんですけど」 「すごい服に興味がわいてきた」 「コンサートとかも好きなんですけど」 「正社員と同じくらいの勤務日数は」	F：パニック障害による服薬 C1：抗うつ薬の作用が強く，気分が高揚している。	＃自己概念促進準備状態	C1に対して：気分が高揚していることを指摘する。受診して薬の量を減らしてもらうことを勧める。	・気分が高揚していることを認識した。 ・受診して，薬の量を医師に相談することを約束した。
「お休みの1日に二人に会うとか，2つ予定があるとか，本当にちゃんと休める日がなくなっていると思いました」	C2：意欲的になりすぎている。		C2に対して：「疲れの反動がくる」という専門的知識を提供する。「人と会うことを抑え，休みを入れた方が良い」ことを助言する。	・最初は助言に同意できなかったが，徐々に納得してきた。

いた。それらをまとめると関連刺激としては「C1：抗うつ薬の作用が強く気分が高揚している」「C2：意欲的になりすぎている」が**看護師の臨床判断**として考えられる（**表3**）。

　患者の気分は上向きではあるが，やや上向きすぎていることから，考えられる看護診断としては「＃自己概念促進準備状態」が挙げられる。

　問題への看護介入として，C1に対しては「気分が高揚していることを指摘し，受診して薬を減量してもらうこと」を助言していた。またC2の意欲的になりすぎていることに対しては「疲れの反動がくる」という専門的知識を提供し，「人と会うことを抑え，休みを入れた方が良いこと」を助言していた。その結果，患者は「気分が高揚している」ことを認識し，「受診して薬の量を医師に相談することを約束した。また，最初は助言をすぐに受け

第6章　さまざまな分析方法からわかる看護師のコミュニケーション技術

A　ロイ適応看護モデルからわかるコミュニケーション技術　**093**

入れられなかったが，話をする中で徐々に納得して「人と会うことを抑える」ことを受け入れることができた。

3）役割機能様式

　役割機能様式として家族における本人の役割をアセスメントした。家族は，直接本人に職場のことは話さないが，患者が明るくなっている様子を見守っている状況であった。そこで焦点刺激は「職場でハラスメントを受けパニック障害を発症した」，関連刺激として「C1：家族が本人に気を使い，ハラスメントについて話題にしない」，「新しい職場に適応する過程にある」が考えられる（**表4**）。

　看護診断としては，「＃1：家族機能促進準備状態」が考えられる。看護介入としては，「C1：患者と家族の関係を確認する」と「C2：勤務時間に無理がないかを確認する」を行っていた。その結果，家族や職場での役割を多少，遂行できていることが確認された。

4）相互依存様式

　相互依存様式では，患者は現在の職場では，他の社員と適度な距離がとれているが，前

表4 役割機能様式に基づいた分析の内容

行動のアセスメント	刺激のアセスメン	看護診断	看護介入	結　果
	F：職場でハラスメントを受け，パニック障害を発症した	＃家族機能促進準備状態		
「私が明るくなっていくことで，家族も明るくなっている気がします」 「母は最近落ち着いている気がします」 「父とは会話はしています」 「特に姉はそういう話をしない」 「たまにお寿司屋に行ったりもします。私も一緒に」	C1：家族が本人に気を遣い，ハラスメントについて話題にしない		C1 に対して：患者と家族の関係を確認する。	・Aさんが回復傾向にあるため，家族も落ち着いていることを双方で確認できた。
「休む間もなく動いている」 「身体を使っている方が早く時間が過ぎて，体力仕事なんですけど」 「勤務時間はほとんど正社員と同じくらいね」 「正社員も定時であがっていていい職場だと思う」	C2：新しい職場に適応する過程にある。		C2 に対して：勤務時間に無理がないかを確認する。	・新しい職場に勤務でき，社会人としての役割を遂行できていることを確認できた。

表5 相互依存様式に基づいた分析の内容

行動のアセスメント	刺激のアセスメン	看護診断	看護介入	結　果
	F：ハラスメントによりパニック障害を発症して会社を退職した。	＃コミュニケーション促進準備状態		
「(職員は) みんなといい感じの距離感で，楽」「利用者様も，理不尽な人いなくて」「いい職場だなって思って」	C1：現在の職場では他の職員と良好な関係がとれる。		C1に対して：職場の同僚との関係を確認する。	・現在の同僚とは良好な関係であることが確認された。
「同じ課，会社の人とは，その他の人とは，ちょっと (会うのは) 厳しいかな」	C2：前の職場の人とは対面できない人がいる。		C2に対して：前の職場の人と対面できるかを確認する。	・前の職場の人とはわだかまりがあることを相互に確認できた。

の会社の人とは対面できそうにないという人もおり，まだわだかまりがある状況であった。そこで焦点刺激は「ハラスメントによりパニック障害を発症して会社を退職した」が考えられ，関連刺激として「C1：現在の職場では他の社員と良好な関係がとれる」「C2：前の職場の人とは対面できない人がいる」が考えられる（**表5**）。

　看護師は，現在と前の職場の人間関係について患者に尋ね，前の職場の人との対人関係ではわだかまりがあることを双方で確認し，まだ対人関係での課題があると考えられた。

5) 面接のまとめ

　これらの結果を元に，この看護面接の特徴について考えてみる。1つは，看護師は，患者の生理的側面，自己概念の側面，社会や家族における役割の側面，そして病院や職場の職員との人間関係である社会的側面について話題にしており，患者を全人的に把握しようとしていた。

　さらに2つ目として，それらの全体像の中で問題となっていることに優先順位をつけて，すぐに対処した方がよいことを中心に取り上げていた。事例では「薬による副作用」について医師に相談することが現在優先されるべきことで，元の会社の社員との人間関係はその後に扱うべきものであることを判断していたと考えられる。

　3つ目として，患者が，看護師の助言が納得できるように話をしていることが考えられる。患者の気分が高くなり，休日に二人の人と会う予定を入れることについて，「後から疲れの反動がくるので，控えた方がよい」という助言は，患者の立場に立った助言であったために，患者も納得したと考えられる。

A　ロイ適応看護モデルからわかるコミュニケーション技術　**095**

③ 本事例のまとめ

　ロイ適応看護モデルが示す生理的様式，自己概念様式，役割機能様式，相互依存様式の4つの適応様式は相互に関連し合っている。今回のケースでは，薬の効果で気分が高くなり，ポジティブになっていること，新しい職場では勤務時間を増やし，正社員並みに頑張っており，その回復を家族は嬉しく見守っているという適応過程にある患者の全体像を知ることができる。

　しかし，この過程で，看護師は臨床経験から「薬で意欲が高まり，頑張りすぎ，再発につながる可能性がある」[3]という専門知識を提供したことは，患者にとっては重要な助言であったと考えられる。臨床において，患者の今の病態を含めて全人格的に把握し，看護を提供することが患者のリカバリー（回復）に有効と考えられる。

　さらに患者が現在，リカバリーのどの過程にあるかを，看護師は理解する必要がある。レーガン[4]は，リカバリー（回復）の4つの段階として，❶希望，❷エンパワメント，❸責任，❹生活の中の有意義な役割をあげている。この面接の患者は，正社員として働くというような希望をもち，家族や看護師からのエンパワメントも受けていた。しかし，まだ「前の職場の人には会えない」という問題も残っており，わだかまりがあることから，❸責任（自分で試して実行し，たとえ失敗してもそこから学ぶ姿勢をもつ）の段階にあると考えられる。今後は，わだかまりの部分をどのように自分で対処していくかということが課題の1つになると考えられる。

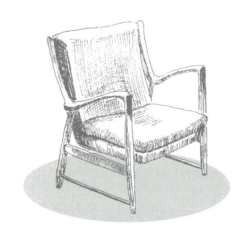

Ⅲ 臨床での応用

別の事例へのロイモデルの適用を考えてみる。

例えば終末期のがん患者が「もうこんな状態なら死んでしまいたい」と看護師に言ったとき，看護師はどのように患者をアセスメントできるであろうか。このような発言の原因を次のように看護師は考えることができる。

例えば①病気の進行により身体症状が増強したため，その身体的な痛みからの言葉である，②いつまでも介護をしてもらわなければならない自己の自尊感情の低下や，家族に負担をかけてすまないという負担感の増強，③自律性を失い，自己の存在の意味を喪失した，④愛する人々と別れることのつらさや，過去の解決できなかった人間関係への思い，などの原因が考えられる。

このようなとき，看護師はロイ適応看護モデルを用いることで，＜生理的様式＞＜自己概念様式＞＜役割機能様式＞＜相互作用様式＞の様式に従って患者を全人的にアセスメントすることができ，それに応じた看護計画を立てることができよう。

本項では，会話場面をロイ看護適応モデルで分析することの有用性を考えてみた。今後は，さらに臨床で適用を広め，その効用を確認する必要があろう。

● ● ● 安藤満代・川野雅資

[引用文献]
1）シスター・カリスタ・ロイ著，松木光子監訳：ザ・ロイ適応看護モデル 第2版. 医学書院，2016.
2）安藤満代，川野雅資：ロイ適応看護モデルを用いた自殺念慮を呈する患者と看護師との会話分析. 精神看護におけるディスコース分析研究会誌4：21-28，2016.
3）坂田三允：精神科リハビリテーション看護. 中山書店，2009，pp85-89.
4）マーク・レーガン著，前田ケイ監訳：ビレッジから学ぶリカバリーへの道―精神の病から立ち直ることを支援する. 金剛出版，2005，p28.

B 共感の視点を分析してわかるコミュニケーション技術

> **POINT**
> ・自分が自分であることの感覚（自己感）を維持するには，必ず他者による共感的な応答を必要とする。
> ・共感には気遣いや関心をもって相手に応答する態度と，代理内省という話を聴くスタンスの2つの意味がある。

I 自己心理学でいう共感的視点とは

1 自己心理学とは何か

　自己心理学とは，1970年代にコフート（Kohut）が産み出した精神分析理論の1つの学派である[1]。コフートは自分を愛し大切に思う健康な自己愛に着目し，独自の観点から理論を作り上げた[2]。

　人は誰しも**他者の映し返し**がないと生きていけない。このことは，この世に生まれて母親の世話を受けるということから始まっている。親の世話を受けることによって，相互の間でさまざまな情動，情緒，感情のやり取りを行い，それらの中で乳児は体験を組織化する。そして，その組織化した構造の中で，主観的な体験に意味をつけ"自分というもの"の感覚である自己感が育まれる。自分が自分であることの感覚を維持するには，必ず他者による共感的な応答を必要とし，適切な反応を受けられなければ，人は健康な自己イメージを抱くことが難しくなる[3]。

2 自己の感覚をもつための機能としての自己対象

　自分の感覚を組織化していくには，その組織化するためのベースが必要となる。そのベースとなるものに**自己対象**がある。自己対象はその単語だけみると，自分の相手をしてくれる実在する他者を指すように捉えがちだが，自己心理学では，実際の人ではなく，あくまでも自分の自己感覚をまとめるための機能を意味する[4]。自己対象（機能）を通して，

実際の他者との関わりの中で感じる体験のことを**自己対象体験**[5]といい，自己心理学の中核概念である。

例えば，子どもが学校の話を母親にする際，母親が一生懸命に話を聴いてくれる態度を見て，「お母さんは私のことをわかってくれようとしている」「お母さんは，私のことを大事にしてくれる」という感覚をもつ。その感覚が自己対象体験である。

このように適切な自己対象体験は自己の凝集性とエネルギーである活力を自己に与えるが，反対に，自己対象体験の失敗は，自己の断片化と空虚化を促進する[6]。コフートが，生物が酸素を必要とするのと同じように，人間の自己は一生にわたって自己対象体験を必要とすると考えた[7]。このように，人には自己対象を求める**自己対象ニード**があり，人が自己感覚を維持し精神的に健康でいるには，他者から適切な応答を受け続け自己対象ニードが常に満たされていることが必須である。

自己を維持するための自己対象について，コフートは3つの自己対象を生み出した。それは，鏡自己対象，理想化自己対象，双子自己対象で，これら3つの対象によって自己が支えられると考えた[8]。以下に3つの対象について説明する。

1）鏡自己対象について

他者が自分を受け入れ承認してくれたと体験することを通して，自分が確固とした存在だと感じることができる機能をいう。人から認められたい欲求の中心となり，成功を求める野心等はここから発生する。この機能を通して，自己が他者に認められる体験から安心感を得，何かをやってみようという意欲が生じる。このような体験でもって自己を支え，また，これらの体験を求めることを**鏡自己対象ニード**という。

2）理想化自己対象について

人は自分には不足している力強く，賢い能力をもつ理想化された対象とともにあることで，その良さに自己が融合する体験をし，安全感や安定感を獲得する。そうすると理想的目標が生まれ，理想に向かって導かれる体験により支えられる。例えば，何かのプロジェクトを始めるときに，頭がよくて行動力のあるリーダーがチームにいると，安心した気持ちになる。このような"道しるべ"ともいえるような体験を生み出す対象を理想化自己対象といい，この体験を求める気持ちを**理想化自己対象ニード**という。

3）双子自己対象について

自分が他者と似ていると体験することで，誰かとつながっている感覚を体験し，穏やかさや安心感を得るとともに，似ていると思う人の技能を取り入れる。この体験を通して孤独感を強くせずに誰かと共に在る感覚を実感できる。例えば，親友との関係や，似たところがあると感じる同僚との関係性から体験する感情を想像するとイメージしやすい。この体験を求める気持ちを**双子自己対象ニード**という。

③ 自己の脆弱性と自己対象体験の傷つき

「自分がある」という自己の感覚（自己感）は，自分を育ててくれた両親との関係性をベースに，自己体験を積み重ねて強くしていく。しかし，親が子どもの自己対象ニードに適切に応えることができなければ，自己対象機能は発達せず，自己感を強くすることが難しくなる。そうなると先の3つの自己対象体験から得られるはずの安心感や安全感，自信，意欲等が不足し，主体性が損なわれる。その結果，社会の中で傷つきやすく，人とうまくやっていけないということに陥る[9]。

また，自己の傷つきは，成育環境の親の応答性の不足だけではなく，日常生活の中でも生じる。私たちは生活の中で，絶えず人と関係をもち，影響を受け合っていることから，日々自己対象体験を経験し，その中でさまざまな自己を体験する。他者との関係性の中で自分にとって，ほどよい自己対象ニーズが満たされていれば安心し，満ち足りた気分でいられる。しかし，満たされなければ不安になり，ひどい状態になれば，自分がバラバラになるような感じを抱き，現実感さえもてなくなるほど追い詰められた状態になる。

傷ついた自己の回復には，自己対象ニードを満たす適切な応答が必要である。患者が，その場そのときにおいて，セラピストに鏡自己対象ニード，理想化自己対象ニード，双子自己対象ニードのいずれのニードを向けているのかを察知するには，患者の気持ちを共感的に理解することが重要な意味をもつ。

④ セラピスト (ケアを提供する側) の共感について

コフート（1984）は，**共感**を「他者の内的生活の中に自分を入れて感じる能力」とし，自己心理学では，共感という用語を2つの違う意味で用いる。1つ目は，気遣いや関心をもって相手に応答する態度であり，もう1つは**代理内省**というセラピストの聴くスタンスである[10]。

まず，初めの気遣いや関心をもって相手に応答する態度については，例えば，過去のつらい体験について話をするとき，セラピストが親身に話を聴いてくれると，患者に受け入れられ，受けとめられているという感覚が生じる。その感覚は先ほどの自己対象体験ニードを満たすことになり，自己が支えられる体験につながる。共感自体のもつ治療的効果である。

もう1つの代理内省は，共感することを通して，患者がどのように感じ，考え，体験しているかをセラピスト自身の内側で，内省的に観察することである。目の前の患者には，過去から続く現在があり，ケア提供者と共有する今の時間がある。セラピストは話を共感的に聴くことで，過去から現在を通した患者の理解を深め，現在のセラピストと患者の関係性を把握し，波長を合わせて関わろうとする。言い換えれば，共感を通した理解はデータ収集の加工処理プロセスといえ[11]，また，共感を通して理解することで，ケア提供者は自己を支えることができるようになる。またこのことは，対象者から一歩距離をおいて捉えることになり，感情移入等の情緒的な巻き込みを防ぐことになる。

Ⅱ 自己心理学的共感に視点をおいたコミュニケーションの分析例

　自己心理学では，患者が語るそのときの体験およびセラピストと患者との今の体験に着目し，共感的な応答を返す。話を聴くときの着眼点は，自分は患者の体験や感情を受けとめ，鏡自己対象ニードを満たしているか，理想化自己対象・双子自己対象による体験はどこにあり，支えられている体験をしているか。理解にズレはないか等である。

① 事例の概要

　88頁のパニック障害でうつ状態の事例の経過を自己心理学の観点でみると，患者は職場でハラスメントを受けたことで自己愛が傷つき，自己の断片化が生じパニック状態に陥り，そして看護師との関係性の中で鏡自己対象体験や理想化自己対象体験を積み重ねることで，断片化した自己をつなぎ合わせ，自分をとりもどす過程であるといえる。

② 患者の自己対象体験に焦点を当てた共感的な応答

　場面１で患者の言葉は「　」，看護師の言葉は＜　＞，筆者が考えた対応を《　》にする。

場面１　仕事の合間に発熱したことが語られた場面

発話者	会　話
患者①	2，3，4，5，働いて，6は休みで，7，8，9，10です。
看護師①	うん，うん，うん，おー。おー，そうですか。
患者②	でも，おとといは何か急に熱が出ちゃって，ちょっと，高熱だったんで，お休みしたんですけど。
看護師②	うん，うん，あー。
患者③	まあ，1日で下りたんで，昨日働いて。
看護師③	ああ，そう。それは，疲れ出たんですね。
患者④	どうなんでしょうね。
看護師④	うん，それじゃあね（カレンダーを指して）。
患者⑤	ははは，疲れ（笑顔）。

　患者②で熱が出た話をする。それに対して看護師は＜うん，うん，あー＞と対応する。その後に患者③が「まあ，1日で下りたんで」と看護師の驚きの声に反応し，大丈夫と伝える。ここに言葉はないが看護師②が＜あー＞と発したことで，患者は『大変だったでしょう』と言われたように受け取り，1日で熱が下りたから大丈夫と伝えたと思われる。ここではお互いに気持ちを察したやり取りが共感的であるが，看護師②の＜あー＞を鏡自

己対象体験として言葉で返すとすると《熱が出たの。それはしんどかったね》になる。

　看護師③では，〈それは，疲れ出たんですね〉に対し，患者④は「どうなんでしょうね」と，鏡自己体験としてはしっくりこない感じを表現する。

　しかし，その後，看護師④で数字で示したことにより，意味を理解したように見えるが，「ははは，疲れ」には，まだ自分のことのように実感していないように受けとれる。もし，実感していたなら『ほんとですね。休んでいないですね』と納得を意味する言葉が返ってくるが，「ははは」と笑いを含む感じは，自分のこととして実感するにはまだ距離があるように思われる。

| 場面 2 | 職場の雰囲気について話した場面 |

発話者		会　話
	患者⑥	あと，なんでしょうね。周りの人も，まあ，女性ばっかりなんですけど，それこそ。でも，なんでしょね，いい意味で，休憩時間も一人ずつじゃないと回せないっていうのもあるので，ちょっと，一人になる時間もあり，うん，お世話，仕事中はバタバタしていて，そんなに干渉もできないので，なんか，みんないい感じの距離感で，楽です。
看護師⑤		うん，うん，うん，ああ，そうですか。理不尽なことは言われない。
	患者⑦	言われないですね。うん，そうですね。
看護師⑥		ああ，そうですか。
	患者⑧	楽しんで，仕事しようみたいな感じの雰囲気なんで。
看護師⑦		ああ，そう。
	患者⑨	楽して，楽しもうみたいな。ふふふ。
看護師⑧		ふふっふ，楽はしてないでしょうけど。
	患者⑩	いや，いや，いや。
看護師⑨		気持ちの上では，楽なんでしょうけどね。

　場面2において，患者⑥で，現職場でスタッフと関係の取り方について「楽です」と話す。前の職場で精神的にかなり追い詰められ，同僚と関係の取り方に悩んだと推測すると，この「楽です」には患者のさまざまな思いが込められていると感じ取れる。それに対して看護師はうなずきながら，〈ああそうですか〉と受けとめているが，〈理不尽なことは言われていない〉と返し，第三者的な言い方で患者と心理的距離が少し空いた感じになる。

　ここで鏡自己対象を意識した応答であるが，例えば患者の「楽です」の後に《一緒に働いているけれど，今は，1対1にならないほうが楽なのですね》と返すと，過去の体験の理解を含めた共感的応答になる。

　また，患者⑧「楽しんで，仕事しようみたいな感じの雰囲気なんで」には，〈ああ，そう〉とシンプルに返答しているが，例えば《そういう雰囲気，良いですね》と返すと，患者の職場環境に対して肯定的に受けとめる鏡自己対象体験となり，支えられる感じになる。

　看護師⑧の〈楽はしてないでしょうけど〉と和やかな雰囲気が感じられる中での看護師

の言葉は，患者の真面目さを熟知した上で発した言葉である。短い言葉であるが，患者にとっては十分に共感的な言葉になる。

場面3 看護師がお世話で忙しいときの状況を聞こうと患者に質問した場面

発話者	会　話
看護師⑩	ね，あっちも，こっちもね。早く決めて，みたいに思うことはないんですか。
患者⑪	でも，身体を使っていたほうが早く時間が過ぎて，……すごい，体力仕事なんですけど，
看護師⑪	ああ，そうなんですか。
患者⑫	なんか，外回りとかの体力仕事とはまた違って，すごい，私は好きですね。うん。
看護師⑫	ああ，そうですか。（お茶を入れる）少し，直接お手伝いもするのですか。
患者⑬	まあ，少しお手伝いするぐらいで，

　場面3で看護師は患者が忙しいときの感情を聞こうとする。しかし，患者⑫で「外回りとかの体力仕事とは違って，すごい，私は好きですね」と話す。それに対して看護師⑫で〈ああ，そうですか〉と返答し，仕事内容についての話に変える。

　しかし，ここで患者の「好き」なことについてもう少し聞くと，好きなことをわかり合うことになり鏡自己対象体験になる。例えば，《へー，体力仕事とは違って，例えばどういうところが好きなの？》と聞いてみると，好きなことを承認し合う会話になり，患者の好きなことを知ることで，その他の場面でも心理的な力になる。また，《どういうところが好き》について聞いていく中で，お互いに似かよったところを見つけるかもしれない。そうなると双子自己対象体験にもなり，鏡と双子の両体験でもって，患者の自己感を支えることになる。

場面4 同期の人の家に泊まったときの話をする場面

発話者	会　話
看護師⑬	うん，うん，うーん。前のことで気になっていることっていうのはありますか。前の上司のことはかなり記憶から消えてきた。
患者⑭	どうなんでしょうね。あ，うーん。でも，一個あったのが，久しぶりに同期の家に泊ったんですよ。（途中略）なんか，夜，3人で川の字になって同じベッドに寝たんですけど，その子と夜中にいろいろとしゃべっていたら，うーん，いろいろ思い出して，ちょっと，泣いちゃったんですけど，でも，なんか，その同期も，なんでしょうね，そのときは，私が休んでいたときは，なんか連絡していいかがわからなかったって，っというふうに言っていて，それで私からもパニック障害っていう病気だったんだっていうことを言ったんですけど，休職しているということをその子には言ってなかったので，特に連絡もとっていなかったですけど，でも，もう，こうやって集まることもできているし，一人じゃないからもう大丈夫だよって言ってもらえて，大丈夫に，なんかなりました。
看護師⑭	うん，うん，うん，あー。そうですか。

B　共感の視点を分析してわかるコミュニケーション技術　**103**

場面 4	（つづき）	
発話者		**会　話**
	患者⑮	そうですね。
看護師⑮		泣いちゃったのは，辛かったんじゃありません。
	患者⑯	辛かったっというよりは，なんかその子の優しさにっていう感じかもしれないですけど。
看護師⑯		あー，あー。うん，いいほうでね。
	患者⑰	うん，ううん，とは思いますね。

　場面4において，患者⑭で同期の家に泊まったときの話をする。この場面で患者が語ったことはまさに自己対象体験である。患者は会社を休んだ理由を同僚に言えなかったことに対し，後ろめたい気持ちをもっていた。そして，泊まりに行ったときにやっと真実を話すことができた。そのとき，同僚も連絡したほうがいいのか悩んでいたことを打ち明けた。お互いに未消化な感情を出し合い素直になったときに，同僚から「でも，もう，こうやって集まることもできているし，一人じゃないからもう大丈夫だよ」と言われたと話す。同僚の「一人じゃないからもう大丈夫」という言葉は，まさに患者の鏡自己対象ニードと双子自己対象ニードを満たす言葉であり，自己対象体験を強く実感できた場面であった。患者は心より支えられた体験となったであろう。したがって，最後に「大丈夫に，なんかなりました」と締めくくっている。

　この後，看護師⑭で＜うん，うん，うん，あー。そうですか＞と受容的な態度で応じ看護師⑮で＜泣いちゃったのは，辛かったんじゃありません？＞と聞いている。ここでは焦点が泣いたことに当たり，その後も＜いいほう＞とよい涙として受け取る。それに対し，患者は「うん，ううん，とは思います」とはっきりしない返事をしている。ここでおそらく患者は，自己対象体験による安堵感を看護師に理解してもらいたかったのではないだろうか。もし，自己対象体験による安堵感を受けとめ共感的に返すとすれば，例えば看護師⑯で《いろいろあったけれど，一人じゃないと言ってもらって，とても安心できたんですね》とするとよい。

③ 代理内省としての共感とアセスメント

　看護師は1回目のセッションからこの回まで，患者に波長を合わせ，患者の身の回りで生じた出来事と，それに伴う情動や感情の変化を把握してきた。これは代理内省としての共感であり，日々の共感的な理解をデータとして状況判断に役立てる。その結果，今回の活動性の変化に気づき，認知療法のコラム法から会話に変えた。

　以下の場面5は，患者が看護師の対応で，気分が上がっている状態に少しずつ気づく場面である。情動調律と共感について考える。

104

発話者	会　話
場面 5　活動性が上がっていることを話す場面	

発話者	会　話
患者⑱	そうですよね。でも，それが，うーん，実現できていないのもあるんですけど，ほぼ実現していて，お休みの1日に2人会うとか，2つ予定があるとか，やっていて，本当にちゃんと休める日が，なくなっていると思いました。
看護師⑰	<u>うん，うん，ああ，うん，ああ，そうですか。</u>
患者⑲	うーん，意欲的になりすぎているかもしれないですね。
看護師⑱	<u>うん，そうですね。</u>
患者⑳	うーん。
看護師⑲	<u>その疲れの反動がくると思うので，</u>
患者㉑	なので，もしかしたら，……そうかもしれないですね．仕事もがんばり過ぎているかもしれないですね。
看護師⑳	<u>うん，うん，うん，勤務のね。</u>
患者㉒	がんばりすぎている感はないんですけど，いま言われてみたら，ああ，予定も詰めすぎているしなとか，する感じですね。
看護師㉑	<u>ああ，そうですか。</u>
患者㉒	うーん。

　場面5では，患者は自身の最近の様子について言葉にし，内省を進める。看護師はそれに対し，看護師⑰⑱㉑は＜うん，うん＞や，＜そうですか＞と相槌程度に返答し，言葉を返したとしても，看護師⑲＜疲れの反動がくると思う＞や看護師⑳＜勤務のね＞等，短い言葉で返している。

　ここでは，看護師は患者に共感的理解を示しながらも，言葉で返すのではなく，情動に調子を合わせ，患者に内省を促している。

　おそらくここでは，看護師が解釈したことを多く話してしまうと，患者は自身の心からわいてくる感情や思いに目を向ける機会を奪われ理解がすすまない。看護師は患者の情動と感情を察知し，ほどよく調子を合わすことで患者の省察を支えている。結果的に看護師は共感的な理解をデータとして役立て，状況判断しながら患者の進む“道しるべ”となっており，理想化自己対象の機能を果たしている。

Ⅲ　臨床場面への適応

　共感的な応答とは，コミュニケーション技法でよくいわれるように，患者の話に単にうなずきや繰り返しで返せばよいということではない。患者に対する理解がなければ，やり取りの中で患者は必ず「この人は，私のことをわかっていない」と感じるようになる。

　共感的理解のポイントは，患者は他者との関係の中でどう感じたのか，また，私との関

係で何を求めているのを察知することにある。他者との間で生じたそのときの感情と自己対象ニード，そして今，私との関係で求めるニードは双子か，理想化か，それとも鏡自己対象ニードなのか，私はどのニードを満たしているのかを考え，波長を調整していくことが必要である。

1）代理内省を通して対象に波長を合わせる

　例えば，がんの治療で痛みや吐き気が強いときは，多くの言葉ではなく，マッサージが患者を孤独から救うこともある。また，少し気分がよく，家族の楽しい話をすることがあれば，鏡（鏡自己対象）になり一緒に楽しんで話を聴き，またあるときには，今後の治療の選択で迷いの中にあれば，道しるべ（理想化自己対象）となり助言する。

　臨床で共感が治療的な意味をもつには，看護師は連続的に患者の情動に波長を合わせ，内省的に共感的理解をすすめ，患者との間にズレを感じたときは捉えなおし，時にはスーパーバイズを受けることも必要になる。ズレは患者と関係をもつ上で必ず生じるものであり，そこに気づき，合わせようとすることで，関係性は深まり，患者は安心感の中で自己感覚を強くする。そのことが，患者が自分らしく在ることを支えるのである。

　他に経験の浅い看護師にありがちな一例を挙げる。例えば糖尿病でインスリン注射が必要な患者の受け持ちになり，糖尿病に対する知識やインスリン注射の手技を説明することになった。看護師も経験が浅いぶん，説明することに精一杯でありながらも，日々，知識を総動員して説明をしてきた。患者は文句や泣き言を言わず，食べたものを記録・計算し，インスリン注射の手技も理解し，順調に進んでいるように思えた。自己注射を何とかできるようになったある日，注射の準備を看護師の見守りのもとで行う最中に，患者は急に涙を流した。経験の浅い看護師はびっくりし，理由を尋ねたところ，「これからずっとこのようなことを続けていかなくてはいけないと思うと辛い」と気持ちをうちあけた。

　これらを前述の事例でいえば場面1の患者の気持ちをセラピストが共感的に返すことの重要性が表立った例と考えることができる。一見患者は順調そうに見えても，糖尿病でインスリン注射を必要とする状態は未知の体験であり，不安な気持ちを抱いていると推測できる。代理内省を使って共感的に〈インスリン注射を打たなくてはいけない事態に，戸惑われているんではないでしょうか？〉と出会いの場面から声をかけていれば，患者はもう少し素直に辛い気持ちを吐露し，看護師に受けとめてもらうことで孤独感を強めず，看護師に相談できたかもしれない。そしてさらに，場面5で述べたように，代理内省としての共感は，患者の状態をアセスメントし，看護師が少し先を見据えながら患者に近いところで声をかけることを可能にする。例えば，1つひとつ気持ちを確かめながら，時には気が進まない日は休み，また，外出・外泊時での息の抜き方を一緒に考える等をしながら進めていたら，不安を強くせずに進めていけたかもしれない。

2）治療的関係は対象の内面に積極的関心を寄せることから始まる

　患者が感情をぎりぎりまで看護師に吐露できなかったのは，自分と歳が離れた若い看護師に気持ちを理解してもらえるのかわからないことや，生活習慣病を患ったことに対して，

自己管理できなかった後ろめたさから真面目に糖尿病に対する学習やインスリン注射の手技を習得することに応じてきたのかもしれない。一方看護師は，物わかりのよい患者と思い説明をすすめたが，看護師も指導計画のスケジュールをこなすことが精一杯で，患者と一緒にやっていくことに不安を抱き，コミットする勇気をもてなかったのかもしれない。このようにそれぞれの自己状態をみるとお互い不安定な状態であり，自己を守るために壁を作り，患者－看護師関係が自己対象として機能していないと考えられる。しかし意識的に患者にコミットしていくと，波長を合わせることが可能になり，さらに一緒に打開策を考えることで患者の安堵する様子が得られると，看護師はさらに患者の役に立ちたいと願い，良い循環が生まれる。看護師の自己感を維持していくには，患者が看護師の自己対象として機能することが必要であり，看護師の自己感を支えてくれるのは患者である。

3）「看護師だから」という心のバリアを外す

看護師は時に，「専門職だから」と患者に対して“道しるべ（理想化自己対象）”でなければいけないという思いを強くし，一緒に悩み，打ち解けて同じ立ち位置から感情を分かちあうことをしてはいけないことのように思うことがある。あまりにこの思いが強すぎると誠実さを失うことにもなりかねない。患者－看護師は生身の人間で，お互いが必ず，理想化や双子，鏡の自己対象ニードをもっている。看護師はどのようにして3つの役割を適材適所で果たしていくかを頭におきつつ関係をとる必要がある。

おわりに

共感は，相手の感情を自分のことのように感じ取ることであり，誰もが生活の中で日常的に行っている現象である。ただし共感には，生得的な共感と，学習された共感がある。ケアを意識して共感するなら内省的に共感をみる理論が必要である。人を援助する立場にあるプロ意識と技術を支える理論が看護師の理想化自己対象ニードを満たす。そして，“道しるべ”となる理論を活用し，得られる患者の反応に看護師の鏡自己対象ニードが満たされ，そしてまた理論に裏付けられた進化した実践を患者に返す。これを繰り返すことで，看護師はプロとしての自信や価値を高め強くし，健康な自己愛を育くんでいく。

●　●　●　西出順子，川野雅資

[参考文献]
1）富樫公一：ポスト・コフートの精神分析システム理論．誠信書房，2013，p1.
2）安村直己：共感と自己愛の心理臨床．創元社，2016，pp49-50.
3）アーネスト・S・ウルフ，安村直己，角田豊訳：自己心理学入門．金剛出版，2001，p24.
4）前掲書3，p69.
5）前掲書3，p70.
6）前掲書3，p24.
7）P・バースキー，P・ハグランド，丸田俊彦訳：感主観的アプローチ．岩崎学術出版社，2004，p71.
8）富樫公一：不確かさの精神分析．誠信書房，2016，pp141-147.
9）前掲書3，pp24-29.
10）前掲書7，p20.
11）前掲書3，pp50-52.

C 対人間圧力でわかるコミュニケーション技術

▶POINT

- 対人間圧力とは看護師が患者に対して何らかの変化を期待し影響を与えようとする意図的なコミュニケーションスキルの1つである。
- 対人間圧力の特徴は，第1オクターブ（傾聴する），第2オクターブ（導く），第3オクターブ（教示する），第4オクターブ（求める）の4つのパターンがある。そして，面接場面でこのパターンを，（傾聴する）→（導く）→（傾聴）→（導く）→（求める）または（教示する）→（導く）という流れで活用することが効果的である。
- 各パターンには，8つのスキルがある（対人間圧力32スキル）。このスキルを活用し，看護面接を効果的にすすめるためには，「話のつなぎ」「言い換え」「話を促す」を用いて話題をひろげ，時に間を大事に「沈黙」の意味を考えていくことが重要である。

I 対人間圧力とは何か

① 対人間圧力とは

　私たちが精神看護学領域で扱う治療的コミュニケーションは，患者の病態を理解し援助する方向性を見極め，その先に患者自身が主体的な生き方を問うことができるようになるために，何らかの変化をもたらそうとする関わりである。相手に変化をもたらすため私たちは，自らの多くの側面を活用することに取り組み，その中の特に顕著な関心は，『私たちはどのような言葉を用いたり，話し方をしたりするのか』という点である。

　Bugental[1] は，このような変化をもたらすパターンの領域を，**対人間圧力**（interpersonal press）と呼び，4つの様式を用いて説明した。それは，カウンセリングの会話の中で，さまざまなセラピストの反応を楽器のキーボードにたとえ，4つのオクターブに分けて考えることである。

　図1に示すように1オクターブの8番目の音符は次のオクターブの1番目と同じであり，明確な区分けはない。各オクターブは，セラピストのほぼ同じ量の影響力を発揮する反応によって構成しており，最初のオクターブは傾聴の段階，2つ目は導く努力の段階，3つ目は教示の段階，そして最も強い圧力は4つ目で，セラピストがクライアントから何らかの変化を求める段階である。

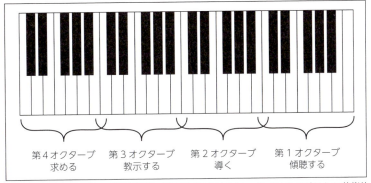

図1 対人間圧力のキーボードと圧力の強さの4つの主なオクターブ

第4オクターブ　求める　　第3オクターブ　教示する　　第2オクターブ　導く　　第1オクターブ　傾聴する

(James F.T.Bugental 著, 武藤清栄訳:第4章対人間の圧力. サイコセラピストの芸術的手腕—科学を超えるセラピーの芸, 星和書店, 2007, pp98-135. より)

　対人間圧力は, セラピストがクライアントに何らかの影響力を与えようと, 意図をもって会話をしていることと関係がある。例えば, 相手の過去の出来事をもっと聞きたい, いまの感情に気づいてほしい, 話の内容を変えよう, などのように思い考えカウンセリングを行う。しかし同時に, Bugental[1]は, 人間のあらゆる相互作用の普遍的な性質において対人間圧力が存在するのであって, 決して相手を操作することではないことを強調している。それは, 私たちが誰かに圧力をかけている場合, その相手は自分にとって重要な関係をもつ証拠といえる。

　つまり, 看護師が患者に対して援助しようとする目的をもつならば, その用いる人の意図した結果が対人間圧力として表れるのである。すなわち, 援助者としての看護師は, 患者に対して対人間圧力を, いつ, どのくらい, どのように活用するのかを技としているのである。

② 対人間圧力32スキル

　各オクターブには8つのスキルがある。すべての典型的反応例を「対人間圧力32スキル」を**表1**に示す。そして, 対人間圧力の強度を量的にわかりやすく表現するために, 圧力の各オクターブの前後を重なり合わせ, 29段階の圧力に分け, コミュニケーション技術の特徴を明らかにするための物差しとした。

表1 32スキル(29段階)の概要と活用例

スキル	説　　明	活　用　例
第1オクターブ（傾聴する）		
①沈黙	看護師は話さないが, そうすることで受容や理解を伝え, 患者の自己表現を支援する。	
②話のつなぎ	看護師は熱心に聞いているとき, 話し手に対してサポートの意を伝える。	「なるほど」「う〜ん」「はい, そうですね」

表1 (つづき)

スキル	説　明	活　用　例
③言い換え	看護師は患者が語ったばかりのことを患者に伝え返す。必ずしも同義語とは限らない。	「○○のように思えるのですね」
④要約	看護師は患者が表現したことから関連する考えをまとめ，理解を示すためにまとめたことをフィードバックする。	「何度も努力したのですね。そして，どうやら彼についていけないように思ったのですね。（中略）時々ひどい絶望感を抱くのですね」
⑤話を促す	看護師は特定の方向性に重点を置かず，患者に話を続けるよう促す。総体的に支持的なコメントをする。	「その調子です。続けて…」「わかります」
⑥明らかな点を反映する	看護師はこれまで内在していたが，ここで表に現れてきた患者の気持ちや態度を明確な言葉にする。	「今みたいに落胆していても，以前のことをまた考えてしまうのですね」「あきらめたくない気持ちがあるのですね」「子どもさんのことを考えるとつらいのですね」
⑦拡大していく	看護師は患者が会話に取り入れた事柄を指摘し，その話題や感情についてもっと話をするよう患者を促す。	「そのことについてもっと話してくれませんか？」
⑧開いた質問	看護師は患者がどこまで表出できるか，どこまで暗示できるかといった制限をほとんど感じず答えられるよう質問する。	「前回，話しあったことであなたが考えてきたことはなんですか？」
第2オクターブ（導く）		
⑨開いた質問	看護師は患者が⑧よりも感情的を自由に自己開示できるよう導きのコメントを用いて質問する。	「あなたがどうして面接を受けようと思ったのか，その理由の全体像を話してください」「最近あなたに起こっている物事についてどのようにお考えなのですか？」「何か心配事があるのですか？」
⑩部分の選択	看護師は患者が話している内容について直接述べていない側面を選択して質問する。	「最初どんな理由であなたは，彼には援助が必要だと思ったのですか？」「家に帰れないと思うことの理由についてどんな事がありますか？」
⑪事実の告知	看護師は患者が話している内容に関連のある情報をそれとなく知らせるが具体的な行動を指示しない。	「時々，人は援助を求めようとする前に，思いつく限りのことをしてみる必要があります」
⑫即応的な組み立て	看護師は患者の反応を組み立てることで会話自体の用い方を提案する。	「とにかく，昨日の夜の事を話してください」
⑬気軽な選択肢	看護師は自らのよいと思う方向へ患者を説き伏せるのではなく，オープンで現実的な選択肢を提案する。	「私が見たところ，あなたはここで問題に取り組んでいる間，彼と一緒にいることもできれば，しばらく出ていって，それによっていくぶん緊張感が緩和されるのかどうか様子をうかがうこともできると思います」

表1 （つづき）

スキル	説　明	活　用　例
⑭全体的な組み立て	看護師は治療上，全般的な見通しの中で患者の行う作業について提案する。	「あなたが何をすべきか決断しようとする際に抱いている考えについて，もっと私に話していただければ作業はおそらく最もよい地点までたどり着くことになるのではないでしょうか。（中略）そうすれば，あなたは自分の心の中を深く探り，自分の中の決断を可能な限り，健全なものにすることができるでしょう」
⑮話題の提案	看護師は患者が話し合いたいと思っている主題を提案する。	「今あなたに役立つと思われることは，あなたの言うあなたを悩ませていることすべての中から，何か1つだけを取り上げ，それについてできる限り探ることです。（中略）いま，最も検討する必要のあることはどれですか？」
⑯焦点を絞った質問	看護師は明示的あるいは暗示的になりながら患者が主題に集中するような反応を導く。	「このような不安感が繰り返される原因について，あなたはどのように考えていますか？」

第3オクターブ（教示する）

スキル	説　明	活　用　例
⑰ほどよい質問	看護師は⑯よりも客観的で合理的な言葉を用いて患者のもつ主要な問題について質問する。	「その後，職場での人間関係がうまくいくように何かに取り組んでいますか？」
⑱合理的なアドバイス	看護師はアドバイスや指示に説得力をもたせるため，常識や専門的な情報，患者の特別な知識に訴える。	「怒っていて何かで仕返ししたいと思っていることはわかりますが，そんなことをするたびに後悔してきたことを思い出してください。（中略）だから，行動に移す前に冷静になる方がいいと思います」
⑲サポートを得ること	看護師は傾聴や導きの態勢における比較的中立な立場から離れて，ある問題に対する判断を明確に示す。	「この問題に直面してあなたにとっては大変な時期でしたね。けれど，今あなたはそうすることで本当に進歩しているように見えます（略）」
⑳励まし	看護師は患者の示す力に基づき，依存を招かないよう客観的・合理的な基盤のもとで励ます。	「物事がうまく行かないときに努力し続けるのは難しいことですね」 「あなた自身も早く退院できるように努力されていますよ」
㉑指導する	看護師は患者が情報やスキル（技量），新たな視点，のちに役立つ判断材料を習得できるよう援助する。	「薬の変更については医師に相談する必要があります」 「今回のこと（結果）については，あなた自身はどのようなことがきっかけになったと考えていますか？」
㉒重視する選択肢	看護師は患者に複数の可能性があることを認識した場合，とりわけ1つを奨励する。「少し」から「ほとんど決定的に」の間で調整しながら圧力をかける。	「あなたは自分がどのように混乱したり不安になったりするのか，また，どのように問題に直面することを避けるのか知っています。（中略）今，あなたは問題を把握する方法や解決する方法を心得ているはずです（略）今とるべき道を決断するときです」

C　対人間圧力でわかるコミュニケーション技術　111

表1 （つづき）

スキル	説　明	活　用　例
㉓限定的な指示	看護師は何等かの行動を求めるために指示や課題を患者に与える。	「今，私たちに必要なことは，あなたがこの問題に関係している人全員の意見を求めるということです」 「お子さんのこと，どうしたらよいか一緒に考えましょう」
㉔狭義の質問	看護師は患者の適切な反応を厳密に定めて質問する。	「そのイベントに参加しますか？」 「あなたの表情は著しくかわりましたね？何かあったのでしょうか？」 「そこで何をする必要があるのでしょうか？」
第4オクターブ（求める）		
㉕狭義の質問	看護師は患者の適切な反応の許容範囲をより狭くした質問をする（脈絡に欠ける質問では影響力が大きく，患者の話す意味を拾い出した質問なら影響力は小さい）。	「その状況で何を決断されたのですか？」 「今までそのようにあなたが困った時には，周りの人はどのようにサポートしてくれたのですか？」
㉖駆り立てる	看護師は患者の感情的で個人的な訴えに対し，看護師の主観的な願いを込めて行動を指示する。	「その状態に対して，何等かの医療的なケアを受けることがいかに重要かを知っていますね，私は個人的にそれを長く放っておかないことを望みます」
㉗称賛する	看護師が（注意力をもって）患者の言動をほめる。	「このことに関して，あなたが再びただの惨めな犠牲者になる代わりに，責任を負うようになったと聞いてうれしいです」
㉘挑戦する	看護師は患者が反発したり，異議を唱えたりすることに向き合う。	「あなたは一度そのことで何かを変えるようなきっかけを何度も話してくれました。けれど，あなたはまた後戻りしてしまいましたね」
㉙強化するおよび不賛成の意を示す	看護師が権威や価値判断，その他の強力なサポートを行使して，患者の見解や行動，視点などに対して賛成したり反対したりする。	「話せることに終わりはありません。ただ，あなたが自分自身のことにどのくらい関与していくのかということに終わりがあるのかもしれません。私はそう思いません」
㉚取って代わる	看護師が権威を行使して，全体的にあるいは特定の部分に責任を負うこと。	「私にできることを教えてください」 「私たちスタッフがすぐに何らかの行動に出られるかどうか確かめてみましょう」
㉛命令する	看護師は患者に一方的な指示をし，患者からの抗議や話し合うタイミングを作らない。	「あなたには自殺の恐れがあり，それを考え直すことも拒んでいます。（中略）唯一の選択肢は話合いを再開する前に，受診をすると私ときちんと約束してください」 「環境が変わったので不安だと思いますが今はゆっくり休養することが大切です」
㉜拒否する	看護師が患者を一人の人間として否認するという形で，一方的に患者から離れる。	新しい看護師との関係をもつ，あるいは治療関係を終了させる場合。

（文献1を参考に著者らが改変）

③ 対人間圧力の特徴

　現在，対人間圧力の典型的反応 32 スキルの実用的な研究は私たち以外には見当たらない。その点では，今後も多くの症例を重ね，量質ともに鍛えられなくてはならないツールであるとともに信頼性を獲得していくという課題がある。

　しかし，現時点では，対人間圧力は看護師が意図した結果を 32 のスキルに分類することができる手頃なツールである。また，分類に迷ったときには，面接の経過から前後の文脈を捉え直し，4 つのオクターブの段階を再検討することでスキルの形態を再確認できるという二重構造になっており，研究者間の共通理解がしやすく尺度としてのある程度の安定性を得られやすい。したがって，妥当性の確認については今後とも概念測定の課題を残すため検討を重ねたい。

Ⅱ 対人間圧力 32 スキルの分析例

　対人間圧力 32 スキルを使用した分析結果から，看護師のコミュニケーションの特徴について紹介をする。

① 方法

　88 頁で紹介した事例との会話場面をスクリプト表記して，その看護師の用いた発話を対人間圧力 32 スキルに分類し，そのスキルの使用状況を量的に集計し検討を行った。次に面接での対人間圧力 32 スキルの活用状況を経時的に検討し，会話内容から 7 つの場面に分類した。それから特徴的な会話パターンを抽出し，看護師のコミュニケーション技術の分析を行った。

② 結果と考察

1) 看護面接の経過と対人間圧力 32 スキルの活用

　患者との看護面接場面で，看護師が活用した対人間圧力 32 スキルを分類した結果と，看護面接の経過によって順番に場面を示し，活用したスキルを**表 2** に示す。この結果から，本研究の会話の特徴と，先行研究の統合失調症やうつ病患者とのスキルの活用を比較[2] し考察する。

表2 看護師の対人間圧力 32 スキルの活用状況とその割合（N＝387）

	n（%）	場面1	場面2	場面3	場面4	場面5	場面6	場面7
		63 (16.3%)	30 (7.8%)	22 (5.7%)	56 (14.5%)	40 (10.3%)	64 (16.5%)	112 (28.9%)
第1オクターブ（傾聴する）								
①沈黙	4(1)	2					1	1
②話のつなぎ	162(41.2)	31	12	10	33	18	18	40
③言い換え	15(3.9)	5	3	2		1		4
④要約	2(0.5)	1						1
⑤話を促す	5(1.3)		2		1			2
⑥明らかな点を反映する	20(5.2)	4	2		6	2	1	5
⑦拡大していく	5(1.3)	2	1		2			
⑧開いた質問								
	計54.4%							
第2オクターブ（導く）								
⑨開いた質問	2(0.5)	2						
⑩部分の選択	1(0.3)	1						
⑪事実の告知	14(3.6)	1	3		1	3	2	4
⑫即応的な組み立て	4(1)	1			2		1	
⑬気軽な選択肢	1(0.3)	1						
⑭全体的な組み立て								
⑮話題の提案	6(1.6)	2	2	1	1			
⑯焦点を絞った質問	21(5.4)	7	2	4	3	1		4
	計12.7%							
第3オクターブ（教示する）								
⑰ほどよい質問	14(14.3)	1		3	2	1	1	6
⑱合理的なアドバイス	7(1.8)				1	1		5
⑲サポートを得ること	10(2.6)		2		1		4	3
⑳励まし								
㉑指導する	21(5.4)		1			5	7	8
㉒重視する選択肢	13(3.4)					1	5	7
㉓限定的な指示	21(5.4)				1	2	9	9
㉔狭義の質問	14(3.4)	2		1	2	5	2	2
	計25.8%							
第4オクターブ（求める）								
㉕狭義の質問	4(1)			1			2	1
㉖駆り立てる	7(1.8)						4	3
㉗称賛する	1(0.3)						1	

表2 (つづき)

	n（%）	場面1	場面2	場面3	場面4	場面5	場面6	場面7
		63 （16.3%）	30 （7.8%）	22 （5.7%）	56 （14.5%）	40 （10.3%）	64 （16.5%）	112 （28.9%）
㉘挑戦する	1（0.3）							1
㉙ 強化する，および不賛成の意を示す	3（0.8）							3
㉚取って代わる	2（0.5）						1	1
㉛命令する	7（1.8）						5	2
㉜拒否する								
	計6.5%							

1 対人間圧力 32 スキルの活用の特徴

今回の面接場面での総発話数 620，そのうち看護師は発話数 309，患者は発話数 311 であった。看護師と患者の発話数はほぼ同じであった。

次に看護師の発話を対人間圧力 32 スキルで分類すると，387 スキルであった。その中で最も多い対人間圧力 32 スキルは，第 1 オクターブの【②話のつなぎ】発話数 162（41.2%）である。この結果は，先行研究の統合失調症患者とうつ状態にある患者[2]を対象とした結果と同様で【②話のつなぎ】を最も多く活用しており，総発話数の約 4 割を占めている。このスキルは，第 1 オクターブの中で最も治療的かかわりをするための基本的なスキルの 1 つで，積極的傾聴を表すスキルである。【②話のつなぎ】を丁寧に活用し会話を進めていくことにより，例 1 のように，次のスキルへとつながり会話が変化する。【②話のつなぎ】からつながるスキルには，圧力の高いスキルへと転換している。**表2**から第 1 オクターブ【⑥明らかな点を反映する】，第 2 オクターブ【⑯焦点を絞った質問】，第 3 オクターブ【㉑指導する】【㉓限定的な指示】が約 25% と同じ割合で活用していた。

> ［例 1］
> 患　者：休めているのか，いないのか，みたいな日々を過ごしていました。
> **看護師**：ああ，そうなんですか【②話のつなぎ】。あの，例えば出かける？来ない？みたいな【⑯焦点を絞った質問へ】。
> 患　者：ああそうです，そうです。

次に，先行研究[2]と比較すると，統合失調症の妄想のある患者とうつ病の回復期の患者の面接場面の特徴は，妄想のある患者面接では，第 1 オクターブが約 90% 以上を占め，スキルは【②話のつなぎ】約 40%，【①沈黙】約 30% を活用していた。次にうつ状態回復期にある患者との面接では，第 1 オクターブが約 70% 以上で，【②話のつなぎ】約 40%，【①沈黙】約 13% を活用していた。この 2 つの事例では，沈黙の活用が多かったが，うつ病の悪化時の患者面接場面のスキルの活用は，第 1 オクターブ【②話のつなぎ】約 40%，次に

C　対人間圧力でわかるコミュニケーション技術　**115**

第3オクターブ【㉑指導する】約5%，【㉓限定的な指示】約5%の活用と多く，第3オクターブでは約25%の活用であった。

以上のことから，看護師の看護面接での会話の特徴は，第1オクターブの活用が最も多いこと，対人間圧力32スキルでは【②話のつなぎ】をどの病態でも，最も多く活用していることがわかった。また，症状の悪化時には，第3オクターブ【㉑指導する】【㉓限定的な指示】など強い圧力のスキルを活用することがわかった。

❷ 面接の経過と対人間圧力32スキルの活用の変化

面接を時間経過と会話内容から7つの場面に分類した。1〜5場面までは，第1オクターブ〜第3オクターブまでの活用である。6・7場面になると対人間圧力32スキルが圧力の強い第4オクターブのスキルを活用している。1〜5場面には仕事のことや生活の変化がないかそれに伴って症状の再燃がないかなど，質問しながら会話を進めていることがわかる。そのために，傾聴するための対人間圧力32スキルの【②話のつなぎ】【③言い換え】【⑥明らかな点を反映する】を活用し，第2オクターブ「導く」の【⑪事実の告知】【⑯焦点を絞った質問】を活用し確認をする。そして，面接の後半には，【㉑指導する】【㉒重視する選択肢】【㉓限定的な指示】などの第3オクターブ「教示する」を活用し，看護師が患者の状態をアセスメントしながらケアを実践していると考える。

Bugental[1]は，「セラピストが対人間圧力のすべてのレベルを使えることが，効果的なセラピーに必要なことは明らかである」と説明し，初期の面接場面の流れについて，「始まり（傾聴する），つなぎ（手短に導く），最初の作業場面（傾聴し少し導く），つなぎ（かなり簡潔に導く），2回目の作業場面（傾聴し少し多めに導く），つなぎ（簡潔に教示する），終わり（導く），のような面接パターンが見られる」としている。本研究においてもBugental[1]の面接パターンと同様なパターンで面接を行っていたことがわかった。

2) 看護面接場面でみた各オクターブの出現と対人間圧力32スキルの活用

次に，各オクターブの特徴的な場面を取り上げ，看護師の発話を対人間圧力32スキルに分類し解釈する。

❶ 第1オクターブ場面の解釈（場面1）

看護師は，お正月の過ごし方について患者が振り返りながら説明できるよう，「話のつなぎ」を繰り返して用いて尋ねることで，表現を促している。治療的には，患者が年末年始の1日と2日の休暇以外は連続勤務をしていることと高熱が出たことを現実として受け入れ，その関係に気づけるよう「明らかな点を反映」し，職場の状況に「焦点を絞って質問」を問いかけている。

場面1 第1オクターブ（傾聴）の場面

発話者		言　語	非言語	32スキルの出現
6	看護師	お正月は休めたんですか。	▶卓上のカレンダーを見て	開いた質問
7	患者	お正月は，うーんと，31と1はお休みいただいたんですけど，友達と……遊んだりしていて，	▶カレンダーを見ながら首を傾げ前髪を直す	
8	看護師	うん，うん，うん。	▶3回うなずき	話のつなぎ
9	患者	まあ，結局，休めたのか，休めていないのか，みたいな。体調的には，うん，どうなんだろう，みたいな日々を過ごしました。	▶（笑顔で）首を大きく左右に傾げ髪を直す	
10	看護師	ああ，そうなんですか。あの，例の泊りに行く，来ないみたいな。うふふふ。	▶笑顔で身を乗り出すように	【話のつなぎ】から【気軽な選択肢】へ
11	患者	ああ，そうです。そうです。そうなんです。	▶笑顔で小さくうなずく	
12	看護師	そうですか。で，1日から仕事しているんですか。	▶笑顔でカレンダーを指さして	【話のつなぎ】から【焦点を絞った質問】へ
13	患者	あ，2日からお仕事です。そうなんです。	▶小さくうなずく	
14	看護師	ああ。うん。	▶大きくうなずく	話のつなぎ
15	患者	ふふふ。		
16	看護師	2，3，4，働いて，	▶カレンダーを見て指さすように	焦点を絞った質問
17	患者	いやいやいや。		
18	看護師	違ったっけ。		話のつなぎ
19	患者	2，3，4，5，働いて，6は休みで，7，8，9，10です。	▶笑顔で指を折るように	
20	看護師	うん，うん，うん，おー。おー，そうですか。	▶笑顔で	話のつなぎ
21	患者	でも，おとといは何か急に熱が出ちゃって，ちょっと，高熱だったんで，お休みしたんですけど。		
22	看護師	うん，うん，あー。	▶1回うなずく	話のつなぎ
23	患者	まあ，1日で下りたんで，昨日働いて。	▶じっと看護師を見るように	
24	看護師	ああ，そう。それは，疲れ出たんですね。	▶じっと患者を見るように	【話のつなぎ】から【明らかな点を反映する】へ
25	患者	どうなんでしょうね。	▶（笑顔で）首を大きく傾げる	
26	看護師	うん，それじゃあね。	▶カレンダーを指さして人差し指を大きく振るように	【話のつなぎ】から【話題の提案】へ
27	患者	ははは，疲れ（笑顔）	▶笑顔で左耳に髪を掛けながら	

C　対人間圧力でわかるコミュニケーション技術　**117**

	発話者	言　語	非言語	32スキルの出現
場面 1		（つづき）		
28	看護師	お正月は忙しいですか，お仕事。	▶（お茶を入れるため）立ち上がり振り返る	焦点を絞った質問
29	患者	やっぱり，皆さんが来るので，	▶笑顔で大きくうなずきながら	
30	看護師	ああ，そうですか。	▶立ったまま2回うなずき	話を促す

❷ 第2オクターブ場面の解釈（場面 2）

　患者の普段の生活の中で，最近の出来事や以前パニックの原因となった職場の上司に対する思いへと「話をつなぎ」「焦点を絞り」ながら徐々に表現を促している。場面 2 の138の発話では，第2オクターブよりも第3オクターブ（教示する）ともとれる発問によって，患者が自分の気持ちに気づくことに繋がる。旅行先の職場の友人とのやりとりにおいても，患者の表現のテンポに合わせて【話をつなぐ】ことによって患者が具体的な気持ちを表現している。148の発話では，話しの流れから【ほどよい質問】に切り替えることで結果的に患者が気持ちを整理しサポートの意味として話をつないでいる。

	発話者	言　語	非言語	32スキルの出現
場面 2		第2オクターブ（導く）の場面		
130	看護師	こちらの気持ちのほうの出来事は何かありましたか？	▶じっと患者を見て机上で手掌を組む	ほどよい質問
131	患者	うーん。		
132	看護師	そんなにマイナスな体験はない？		焦点を絞った質問
133	患者	何か好きなことを探そうかなって，今日もなにがいいかなって思って，最近のことって考えるとあまりなくって，うーん，最近はないですね。	▶宙を見るように首を傾げたり，うなずいたりする	
134	看護師	うん，うん。うーん。前のことで気になっていることっていうのはありますか。前の上司のことはかなり記憶から消えてきた。	▶小さくうなずく（手は組んだまま）	【話のつなぎ】から【狭義な質問】へ
135	患者	どうなんでしょうね。（中略）あ，うーん。でも，一個あったのが，久しぶりに同期の家に泊ったんですよ。（中略）夜，3人で川の字になって同じベッドに寝たんですけど，その子と夜中にいろいろとしゃべっていたら，いろいろ思い出して，ちょっと，泣いちゃったんですけど，その同期も，そのときは，私が休んでいたときは，なんか連絡していいかがわからなかったって，というふうに言っていて，（中略），特に連絡もとっていなかったですけど，でも，こうやって集まることもできているし，一人じゃないからもう大丈夫だよって言ってもらえて，大丈夫になりました。	▶宙を見たり，うなずいたり，視線を合わせたりしながら	

118

場面 2 （つづき）

	発話者	言　　語	非言語	32スキルの出現
136	看護師	うん，うん，うん，あー。そうですか。	▶手は組んだままじっとクライアントを見るように深くうなずく	話のつなぎ
137	患者	そうですね。		
138	看護師	泣いちゃったのは，辛かったんじゃありません。		焦点を絞った質問
139	患者	辛かったっというよりは，なんかその子の優しさにっていう感じかもしれないですけど。		
140	看護師	あー，あー。うん，いいほうでね。	▶お茶をゆっくり飲む	【話のつなぎ】から【言い換え】へ
141	患者	うん，ううん，とは思いますね。		
142	看護師	そうですか。		話のつなぎ
143	患者	はい。そんな感じですね。なので，同期にも会えていますし，2月にも旅行にいこうといっているので，他の会社の子とかも言っているので，ぜんぜん，辞めたことに対しても，非難とかべつにされず，むしろ，早く辞めてよかったのかもねっていうふうに，言われていて，すごい，それは良かったなと思いました。	▶カレンダーを見たり前髪を直したりしながら	
144	看護師	うん，うん，うん，うん。上司の話にはならなかった。	▶じっと患者を見るように	【話のつなぎ】から【焦点を絞った質問】へ
145	患者	うーん，まあ，なりましたけど，まあ，相変わらずな感じっていうのは聞きました。		
146	看護師	うん，うん。	▶大きく2回うなずく	話のつなぎ
147	患者	うーん，まあ，もともと，そういうことがあっても，特に外には出さない人なので，別にあまり変わりはなかったよっていうのを聞きました。うん，うん。	▶時々目線を合わせながら	
148	看護師	うん，うん。それを聞いて何か思いました。	▶右手で胸のあたりを示すように	【話のつなぎ】から【ほどよい質問】へ
149	患者	うーん，でも，まあ，そうだろうなとは思って，でも，それくらいで大丈夫でした。		
150	看護師	うん，うん，ああー，そうですか。	▶小さく何度もうなずく	話のつなぎ
151	患者	はい。うん，そうですね。……まあ，実際に対面したらどうなるかわからないですけどね。		
152	看護師	うん，うん。	▶小さく何度もうなずく	話のつなぎ

C　対人間圧力でわかるコミュニケーション技術　**119**

❸ 第3オクターブ場面の解釈（場面3）

　看護師は，患者の薬物治療についての理解を【狭義な質問】を用いて話題を焦点化し，【話のつなぎ】を繰り返して用いることで患者の思考を拡げている。場面3の176の発話で，薬の効果について，【合理的なアドバイス】として助言し，178でさらに【限定的な指示】で，薬物のより専門的な情報を患者に伝えている。

場面3	第3オクターブ（教示する）の場面		

発話者		言　　　語	非言語	32スキルの出現
166	看護師	今，薬はどうしています。	▶軽く乗り出すように	狭義な質問
167	患者	薬は，なんか，依然，いつ行ったっけ，12月……，12月に行ったときに，じゃあ，今後減らしていこうねみたいになって，で，次が1月の△日なので，まだ，今は飲む量は変わっていないです。	▶カレンダーを見て手のひらを合わす	
168	看護師	あー，そうですか。	▶じっと見て数回うなずく	話のつなぎ
169	患者	でも，今後，何かしら減っていくのかなとは思うんですけど。どうなんでしょうね，何から減っていくんでしょうね。		
170	看護師	うん，うん。		話のつなぎ
171	患者	でも，たぶん，塩酸セルトラリン……を2錠のんでいるので，抗うつ薬ですよね。	▶左手で首の辺りを触りながら	
172	看護師	ええ。		話のつなぎ
173	患者	それが，1錠になったりとかなんじゃないかなとは思うんですけど。		
174	看護師	うん，うん。……塩酸セルトラリン2錠だけでしたっけ。	▶大きくうなずく	【話のつなぎ】から【狭義な質問】へ
175	患者	と，ロフラゼプ酸エチル……は半錠なので，もしかしたら，先にそっちがなくなるかもしれないですけど，	▶左右交互に首を傾けながら	
176	看護師	うん，うん。ロフラゼプ酸エチルはそんなに強い薬ではないから，うん。	▶小さくうなずく	【話のつなぎ】から【合理的なアドバイス】へ
177	患者	ああ，そうなんですか。じゃあ，塩酸セルトラリン，抗うつ薬をとっていくほうが大変なんですかね。		
178	看護師	うん，うん。そうですね。そちらのほうが，段階的に減らしていくと思うので。ええ。	▶小さくうなずきながら	【話のつなぎ】から【限定的な指示】へ
179	患者	ですかね。うーん。		
180	看護師	まあ，減っていったらいいですね。できたらね，もう。うん。	▶手掌を組み直しカレンダーを見ながら	【サポートを得ること】から【話のつなぎ】へ

120

❹ 第4オクターブ場面の解釈（場面4）

　看護師は，患者が対処できるよう現実的な情報と具体的な指示を与えている。その中で患者が考えた行動を場面4の326で言い換えながら【称賛する】【重視される選択肢】を提案して行動を促している。特に，338以降で，患者のとるべき行動を第3オクターブ（教示）を超えた，第4オクターブ（求める）へと圧力の段階が高まり【命令すること】【取ってかわること】で一方的な指示を行っている。

| 場面4 | 第4オクターブ（求める）の場面 |

発話者		言　語	非言語	32スキルの出現
320	看護師	△日まで待たずに，先生に連絡，電話でもいいので，たぶん，明日，○日は火曜日だから明日先生いらっしゃるんじゃないかな。	▶カレンダーを見て	限定的な指示
321	患者	ああー，明日私が仕事なんですよ。		
322	看護師	うん，電話でも。		重視する選択肢
323	患者	ああ，うん，うん。		
324	看護師	ちょっと，いま，元気がですぎている，とか，予定を詰め過ぎているとか，食べ過ぎているとか，買い物したくなっている，ですけれど，ちょっと，前までの事情と違うんですけど，っていうふうに電話で言ってみてください。そうしたら，先生のほうで電話で言ってくるかもしれないから。	▶患者をじっと見て右手で指を折りながら	駆り立てること
325	患者	うん，うん，うん，うん。ああー。それか，もう行っちゃってもいいですかね。		
326	看護師	うん，行っちゃってもいいです。	▶小さくうなずく	称賛すること
327	患者	うーん。		
328	看護師	でも，仕事ですよね。	▶カレンダーを見て	狭義の質問
329	患者	あ，でも		
330	看護師	朝は大丈夫。		狭義の質問
331	患者	そうなんです。なので，でも，予約してないから待たされるかな。	▶左に首を傾げて	
332	看護師	職場がちょっとね，遅れるかもしれないっていうので，	▶患者をじっと見て	重視する選択肢
333	患者	それはちょっとできないかな。		
334	看護師	難しい。10時からでしたっけ。		狭義の質問
335	患者	職場ですか。		
336	看護師	うん。		話のつなぎ
337	患者	12時からです。		
338	看護師	12時から。……朝一で行って，	▶小さくうなずきながら	駆り立てること
339	患者	行って，ちょっと待ちそうか聞いてみて，		

C　対人間圧力でわかるコミュニケーション技術　121

場面 4 （つづき）

発話者		言　語	非言語	32スキルの出現
340	看護師	うん，看護師さんに聞いて，いまのことを言った方がいいですね。そうじゃないと，普通の診療だと思うと待たされちゃうから。	▶両手を同時に差し出すように (3回)	命令すること
341	患者	ああ。		
342	看護師	それで，あの，11時までにはここを出たいんですけど，無理だったら，またね。		命令すること
343	患者	帰る。		
344	看護師	電話しますとかね。		取って代わること
345	患者	うん，そうですね。そうですね。うん，金曜日もいる先生なので，もしあれだったら予約をちょっと変更してもいいので，	▶カレンダーを指さして	
346	看護師	うん，そうですね。	▶うなずきじっとみる	サポートすること
347	患者	うん，そうですかね。ちょっと，早めに薬を減らしてみた方がいいかもしれないですね。		
348	看護師	うん。	▶小さくうなずきながら	話のつなぎ
349	患者	うん。		
350	看護師	自分で減らすとちょっと心配だから，ちゃんと診ていただいて，	▶小さくうなずきながら	限定的な指示
351	患者	うーん，そうですね。やっぱり，ちょっとずつ減らしていかないとっていう感じなんですよね。		
352	看護師	うん。		話のつなぎ

Ⅲ　臨床での応用

　本研究の結果から臨床への示唆を考える。本研究から示されたことをまとめると，看護師が行う看護面接の流れには一定のパターンがあり，後半になるほど圧力の強いスキルを効果的に使用していることである。そしてまた，会話の展開には，患者の話を積極的に傾聴するオクターブのスキルを基本とし，【話のつなぎ】が鍵となって，強度の強いスキルへと転換することが効果的といえる。

　看護師が行う会話は，患者の生活のさまざまな場面にかかわり，その多くをベッドサイドで行う。しかもその機会は，直接ケアをしながらわずかな時間に患者の話を聴く[3] ことが多い。

　例えば，肺炎で入院している女性患者のもとに，点滴ボトルの交換にベッドサイドを訪れたとき，患者が病状に対する不安の他に家にいる幼い子どもの心配を訴えたとする。

まず患者のわずかな表現であっても，第1オクターブの**「傾聴」**を基本としてとして「そうですか」「それで，なるほど」などの【話のつなぎ】や「子どもさんのことを考えるとつらいですね」というように【明らかな点を反映する】，第2オクターブ**「導く」**を活用して，「何か心配事があるんですか」と【開いた質問】などのスキルを用いることで，患者が入院や治療に対するさまざまな思いや葛藤を表現し，整理することができるかもしれない。

　そして，第3オクターブの**「教示する」**を活用し，「あなた自身も早く退院できるように努力されていますよ」という【励まし】や「お子さんのこと，どうしたらよいか一緒に考えましょう」と【限定的な指示】のスキルを活用し，気持ちの整理の方法や実際に子供に対するサポートについて一緒に考える。

　また，患者がやや興奮している状況では，まず「いろいろなことが心配で混乱されています」と看護師が発話して【明らかな点を反映する】から，第4オクターブ**「求める」**を，「急に環境が変わったので不安だと思いますが今はゆっくり休養することが大切です」とやや強い表現である【命令すること】のように活用できるであろう。この【命令すること】は，ただ単に指示をするということではなく，患者もそのように感じながらも物事を決めかねているときに活用する，あるいは8割方決めているのだけれど，決断しかねているときに患者の気持ちを代弁するかのように活用するという高度な技術である。

　そして，関わりの最後に第2オクターブ**「導く」**を，「では，少し休んでください。また30分後に来ます」と【事実の告知】のように活用することにより一連の会話として対人間圧力を活用していくことができる。

おわりに

　以上のように，1例ではあるが，看護師と患者との看る場面を対人間圧力の概念を用いて量的・質的に分析し，看護師のコミュニケーションの特徴について考察を試みた。その結果，看護師は第1オクターブのスキルを多く用いながら積極的傾聴を行い，特に【話のつなぎ】のスキルについては，患者の疾患や病期にかかわらず，多く使用することで対話を繋いでいた。また，病態像の違いによって強い圧力のスキルを用い，患者の対処行動を促していることがわかった。今後とも，この対人間圧力の概念とともに，非言語的コミュニケーション技術を合わせて分析し，病態像の異なる症例を重ね，看護師のコミュニケーションの特徴を多面的に明らかにしたい。

● ● ● ● 曽谷貴子・日下知子・川野雅資

[文献]

1）James F.T.Bugental 著，武藤清栄訳：第4章対人間の圧力．サイコセラピストの芸術的手腕—科学を超えるセラピーの芸，星和書店，2007，pp98-135.
2）曽谷貴子，日下知子，揚野裕紀子，川野雅資：統合失調症患者とうつ病患者の看護面接における会話分析の比較—看護師の対人間圧力32スキルの活用比較．ディスコース分析研究会誌3：57-66，2015.
3）川野雅資：傾聴とカウンセリング．関西看護出版，2004，pp46-88.
4）Josephine G.Paterson, Loretta T.Zderad 著，長谷川浩，川野雅資訳，ヒューマニスティックナーシング．医学書院，1983，pp36-49.

C　対人間圧力でわかるコミュニケーション技術　**123**

D 認知行動療法の視点からわかるコミュニケーション技術

> **POINT**
> - 認知行動療法は，患者の問題を引き起こしている非合理的信念（偏った認知）を発見し，それを論理的に変化させることによって認知（物事の見方・考え方）を修正し心理的変容を行うものである。
> - 看護師の姿勢はBeing-For（相手の味方になる），Being-With（共に生きる）であり，常に患者に寄り添いつつ「患者自身が気づく」を支援することが重要である。
> - 看護師が行う面接は，[会話の促進][閉じた質問(closed question)][言い換え][現実提示]を用いて現実検討をしながら傾聴し，問題解決への[促進]の基礎とする。
> - 看護師が[受容]と[看護師が自分の考えを伝える]を用いて患者が自分の行動について考える機会をつくり，患者の気づきを深めることが問題解決への[促進]となる。

I 認知行動療法の視点とは

1 認知行動療法とは何か

　認知行動療法（CBT）とは，思考などの認知（物事の見方・考え方）に焦点をあてることで発展してきた心理療法の技法の総称である。認知行動療法の1つである論理療法を提唱したアルバート・エリス（Albret Ellis）によると，患者が抱えている問題は個人がある状況をあまりにも歪んで認知し，その1つの認知に固執したときに起きるとされ[1]，この不適応的な認知を引き起こしているのが非合理的信念（irrational beliefs）であると考える。論理療法ではこの非合理的信念を変えられれば，抱えている問題は軽減するとして，患者の認知を変容することを目的としている。

　論理療法は，カウンセリングにおける人間関係のプロセスを，Being-In（相手を理解する），Being-For（相手の味方になる），Being-With（共に生きる）の3つで表す[2]。Being-In（相手を理解する）で患者の状況と感情を理解してアセスメントする。そして，不適切な感情がみられたときにはその要因となっている非合理的信念に焦点をあてて，

Being-For（相手の味方になる）で問いかける。そして，ときにBeing-With（共に生きる）で，自分の体験や考えの自己開示を行い人間同士として関わるのである。

このように，認知行動療法は，患者との人間関係のプロセスから個人の問題を引き起こしている非合理的信念を発見し，それを論理的に変化させることによって認知を修正し心理的変容を行うものである。看護師が行う治療的なコミュニケーションでも同様の心理的変容を促す過程が行われていると考えられる。そのため，本項では看護師と患者の面接を認知行動療法の視点から検討する。ここでは，カウンセリングに使用する技術的な方法を，治療者の感覚や思想が反映した芸術的な技と考えるため「カウンセリング手法」という用語を用いる。

認知行動療法の視点からみた分析方法

1）分析前の手続き

認知行動療法の視点からの分析を行う前に，まずはデータを逐語録に起こす。また，逐語録と録音録画データを見直し，会話中の看護師と患者の動作や表情を逐語録に追加して，トランスクリプトを作成する。トランスクリプトを作成する際には以下の①〜④の記載のルールを採用している。

①対象者の会話が重複して発せられたときには下線を引く。
②沈黙の際は1秒につき「・」で示し，3秒以上はカッコ書きで秒数を記入する。
③強く発音された部分は太字斜体で示す。
④動作として視線，手や頭，状態の動き，表情をカッコ書きで記入する。

作成したトランスクリプトを丹念に読み，患者の認知と看護師が用いているカウンセリング手法，看護師の意図を記載する。カウンセリング手法，意図の解釈については，看護師に確認し結果の信頼性と妥当性の確保に努める。

本項で使用する基本的なカウンセリング手法はアレン・E・アイビィが開発したマクロ技法[3]，川野の提唱する効果的なコミュニケーション技術[4]を参考に独自に作成した。主な手法を**表1**に示す。

2）分析方法

データを丹念に読み，会話内容から会話の中で取り扱われている主題を記入する。患者の認知の変容に着目し，その時の看護師の介入の手法と意図について，患者の認知の変容との相互性を考慮して分析を行う。この手続きでは，会話で患者の認知がどのように変容したかと，それは看護師のどのような手法によってもたらされたのかを明らかにする。

表1 主なカウンセリング手法

代表的な技法	説　明	表現の例
閉じた質問 (closed question)	イエスかノーかで答えられる質問であり，相手の考えや事実を明確にしたい場面などで活用する。	「あなたはご結婚されていますか」
開いた質問 (open question)	イエスかノーかでは答えられない質問であり，制約を与えることなく患者が自分を自由に表現することを助ける。	「それについてあなたはどのように感じていたのですか」
会話の促進	瞬時的な発話であり，支援しようとする患者に共感していることを表現するものであり，患者の語りを促す効果がある。	うなずき，「ええ」，「そう」，「うん」「それからどうなったのでしょう？」
言い換え	患者が言った言葉を治療者が理解した言葉で言い直したり，そのまま言葉を全く変えずに言い返すことにより，相手のことを受け止めていることを伝える。	「○○さんは，会社があなたをクビにするかもしれないことを気にかけているのですね」
感情の反映	患者の表現しきれない感情，情動の部分をとらえて，治療者が表現する。患者自身が気づいていない感情が意識化されて，抑圧されていたものや回避していたものを扱うきっかけとなる。	「上司に認めてもらえないので，がっかりしているんですね」
現実提示	現実のことを明確に伝える。	「ここは○○病院の△△病棟です」
情報提供・提案	患者の自己選択を支援するような情報を，提供したり提案したりする。	「○○については，△という方法や□という方法があります」
治療者が自分の考えを伝える	治療者が自分の考えを患者に伝えることで，患者が自分の行動や思いを客観的に捉えるきっかけとなる。	「私は，○○さんはご自分のことを良く分かっていらっしゃるんだと思いました」
受容	支援しようとする患者に共感していることを表現するものであり，「会話の促進」に比べて，意図的に共感を示すことで，患者の自己効力感を高める効果がある。	「あなたが○○だということは，良く分かりますよ」
要約	治療者が患者の話している内容の要点をまとめて具体的に伝えることで，患者の思考を統合することを支援したり，治療者が歪曲した理解をしていないか確認できる。	「今，あなたが一番困難に思っていらっしゃるのは，○○ということですね」

認知行動療法の視点による実際の会話の分析例

　ここでは，Aと同様に88頁で紹介した実際の事例の会話場面を認知行動療法の視点で分析し，その結果から看護師のコミュニケーションの特徴について考察することを通して，具体的な認知行動療法の視点による分析について紹介する。

 結果

　55分のカウンセリングで扱われている主題は22個であった。その中から仕事などの活動に関する3つの場面を取り上げて分析する。対象の場面では，看護師と患者はテーブルを挟んで90度の位置で座っている。

1）最近の活動状況の把握

　面接開始から27秒の場面である（場面1）。看護師の「正月に休みがとれたか」という問いかけから，患者はアルバイトの勤務状況を語る。看護師は「ええ」「うん」「ああ，そうですか」と【会話の促進】を用いながら，【閉じた質問（closed question）】で具体的な状況を確認している。看護師は明らかになった患者の勤務状況に対して，自分の考えとして「驚き」を伝えている。そして，看護師は患者の発熱について「疲れ」と言い換えをして，自分の体調に意識を向けるように導いている。

場面1　最近のアルバイトの勤務状況

	発話者	発話	患者の認知	治療者の意図	技法
6	看護師	お正月は休めたんですか。（カレンダーを見ながら問いかける）		正月は休めたのかを問いかける。	閉じた質問（closed question）
7	患者	*お正月は*，うーんと，*31と1はお休み*いただいたんですけど，友達と・・*遊んだりしていて*，（笑顔）	仕事は31日，1日が休みだったが，友人と遊んだりしていた。		
8	看護師	ええ，ええ，うん，うん，うん（患者の顔を見ながら，笑顔でうなずく）		同意	会話の促進
9	患者	まあ，結局，*休めたのか，休めていないのか*，みたいな。*体調的には*，うん…，どうなんだろう，みたいな日々を過ごしました。（笑顔）	結局，身体を休めずに過ごした。		
10	看護師	ああ，そうなんですか。（患者の方に乗り出すようにして）あの，*例の泊りに行く*，来ないみたいな。*うふふふ*。		同意，以前話していた予定を確認する。	会話の促進，閉じた質問（closed question）

D　認知行動療法の視点からわかるコミュニケーション技術　**127**

場面 1 （つづき）

	発話者	発話	患者の認知	治療者の意図	技法
11	患者	<u>ああ，そうです</u>。そうです。そうなんです。	同意		
12	看護師	そうですか。で，（右手の人差し指を立てて）*1日から*仕事しているんですか。		同意，仕事始めの日を確認する。	会話の促進，閉じた質問（closed question）
13	患者	あ，*2日から*お仕事です。そうなんです。	2日から仕事をした。		
14	看護師	<u>ああ。うん。</u>		確認	受容
15	患者	ふふふ。（笑顔）			
16	看護師	2，3，4，働いて，（カレンダーを見ながら，右手の指で数を数える）		仕事をしている日を確認する。	閉じた質問（closed question）
17	患者	いやいやいや。（カレンダーを見ながら）			
18	看護師	違ったっけ。		確認	
19	患者	2，3，4，5，働いて，6は休みで，7，8，9，10です。（カレンダーを見ながら，右手の指で数を数える）	2〜5日まで働いて，6日に休んで，7〜10日までが仕事だった。		
20	看護師	<u>うん，うん，うん，</u>（カレンダーを見ながら）**おー。おー，**そうですか。（患者の顔を見て，うなずく）		同意，仕事をしている日数の多さに驚きを示す。	受容，看護師が自分の考えを伝える。
21	患者	でも，おとといは何か急に熱が出ちゃって，ちょっと，高熱だったんで，お休みしたんですけど。	一昨日は熱が出て休んだ。		
22	看護師	うん，うん，あー。（かすかに頭を左に傾けながら）		高熱が出たのは当然であると伝える。	看護師が自分の考えを伝える。
23	患者	まあ，1日で下がったんで，昨日働いて。	1日で熱が下がって，翌日には出勤した。		
24	看護師	**ああ，そう**。それは，**疲れが出た**んですねー。（両手を組んで，患者の顔を見ながら）		同意，発熱を疲れに置き換えて伝える。	言い換え
25	患者	どうなんでしょうね。	疑問		
26	看護師	うん，**それじゃあね**。（カレンダーを指さして横に動かす）		カレンダーを示して動き過ぎていることを伝える。	現実提示
27	患者	**ははは，**疲れ・・，（左手で髪を触りながら，笑顔）	「疲れ」を意識する。		

128

2) 仕事ができているという実感

面接開始から 9 分 34 秒の場面である（場面 2）。看護師が現在の活動状況について、「好きなことをする時間がない」と問いかけ，勤務時間や勤務日数，さらにアルバイトを始めるときの計画を提示している。患者は「正社員と同じくらいに働けていること」について実感を語り，看護師は「ああ」「うん」と患者の言葉を受容している。

場面 2	仕事ができているという実感			
発話者	**発　話**	**患者の認知**	**治療者の意図**	**技　法**
112 看護師	（お茶を一口飲む）いま，**お好きなこと**をする時間が**ない**ですね。それじゃあね。（患者の顔を見ながら，真顔で問いかけ，両手を組む）		今は好きなことをする時間がないことを確認する。	閉じた質問（closed question）
113 患者	そうですね。**今は疲れてしまって**，なかなかできないですけど・，でも，いま，**すごい**いろいろな人に囲まれているのもあって，**すごい**人に興味がわいてきて，	今は疲れてしまってなかなかできない。しかし，人に興味がわいてきた。		
114 看護師	<u>うん，うん，**ああ，そう**。ふふふ。（笑顔）</u>		同意，新しいことに関心を示す。	受容，会話の促進
115 患者	**ああ，もちろん**，陶芸とかも好きなんですけど，正社員登用も積極的にやっている**ところだから**入ったというのもあるので，まあ，**両方**を目指してもいいんじゃないかなっていうのは，選択肢として増やすのはありなのかなっていうのは，いま思っています。（看護師の顔を見て，うなづきながら）	陶芸も好きだが，正社員も目指したい。自分の目標を増やすのもありだと思う。		
116 看護師	うん，うん，うん，だって，いまもうほとんど正社員と同じくらいね。勤務時間はね。勤務日数はね。（患者を見ながら）		同意，今の勤務状況は正社員と同じことを伝える。	受容，現実提示
117 患者	**そうですね**。ふふふ。**働いていて**。うん。（笑顔）	同意，できていることへの喜び。		
118 看護師	（右手を開いて前に出す）週 5 のつもりだったからね。		当初の予定を伝える。	現実提示
119 患者	うん，なので，あと**マネージメント**っていうところが増えてくると思うんですけど。	正社員になるとマネージメントが増えると思う。		
120 看護師	うん。（大きくうなずく）		同意	会話の促進
121 患者	うん，でも，職員さんをみていても，いっしょに**あがったり**，あの，残業もせず，	正社員でも残業がなく，一緒に仕事を終えている。		

D　認知行動療法の視点からわかるコミュニケーション技術　**129**

場面 2 （つづき）

発話者	発　話	患者の認知	治療者の意図	技　法
122 看護師	ああ，ああ。		同意	受容
123 患者	一緒に定時であがっている様子をみて，あ，そうなんだな，みたいな。ふふふ。	正社員でも自分と一緒だ。できていることへの喜び。		
124 看護師	ふふふ。でも，それが普通なんだけどね。ふふふ。（患者の顔を見ながら，笑顔でうなずく）		同意，勤務は定時で終了することが普通であると伝える。	現実提示
125 患者	すごく，いい職場だなって思って，うん，そういうのもありなのかなとは，思っています。	すごくよい職場だ。そんな職場があると思える。		

3）意欲的になりすぎている自分への気づき

　次は面接開始から30分35秒，患者から食欲や物欲がでるという変化が起きていると語った後の場面である（場面3）。看護師は「元気が出過ぎているのかもしれないですね」と自分の考えを伝え，患者の実感を問いかけている。さらに「大学生の頃の自分」と比較するという提案を行い，患者が客観的に考える機会を提供している。この看護師の介入により，患者は「予定を詰め過ぎていて，意欲的になりすぎている自分」に気づくという体験をした。

　このあとの場面で，早めに精神科を受診して主治医と薬物調整の相談をすることになった。

場面 3　意欲的になりすぎている自分への気づき

発話者	発　話	患者の認知	治療者の意図	技　法
296 看護師	ちょっと，出ちゃうんでしょうね，欲求がね。（本を見ながら）		欲求が強くなっていることを伝える。	受容，看護師が自分の考えを伝える。
297 患者	うーん。（看護師の顔を見て，小さく数回うなづく）	納得できず，考える（疑問）		
298 看護師	たぶんそれが，買い物にも出ちゃっているのかもしれない。		欲求が買い物に出ていることを伝える。	看護師が自分の考えを伝える。
299 患者	うーん。	納得できず，考える（疑問）		
300 看護師	ちょっとね，元気が出過ぎているのかもしれないですね。そんな感じはないですか。（患者の顔をみて真顔で話す）		元気が出すぎていることを伝える。自分の感覚を問いかける。	看護師が自分の考えを伝える，閉じた質問（closed question）

130

場面 3 （つづき）

発話者		発話	患者の認知	治療者の意図	技法
301	患者	**ああー**。(斜め上を見ながら)	思い当たることを考える。		
302	看護師	(上体を引いて座り直し，患者を見ながら) 前と同じくらい。例えば，大学生くらいとか。例えば，友達のところに泊りに行ったりだとか。(両手を開いて，前後に動かす)		大学生の頃と同じくらいの元気があるかを問う。	情報提供・提案（以前の患者を想起させるように選択肢を示す）
303	患者	うーん，でも，*予定を詰め過ぎている*なって，手帳を見て思いました。(左手を顎に当てて，看護師に向き直って)	予定を詰めすぎていると思う。		
304	看護師	ああ。		同意	会話の促進
305	患者	いろんな人に連絡を取っていて，まあ，ご飯に行こうっていう声は前からあったんですけど，(左手を顎に当てて，斜め上を見ながら) あんまり実現しないことも多いじゃないですか，(笑顔) ご*飯行こう，いつか行こうみたいな*，	いろんな人に連絡をとって，「ご飯行こう」っていう実現しないような予定を入れている。		
306	看護師	うん，そうそう。(笑顔)		同意	会話の促進
307	患者	*多いと思*うんですけど，(笑顔で髪をかきあげながら)	実現しないことが多いと思う。		
308	看護師	*社交的な*会話だよね。(笑顔)		患者の言葉を社交的と言い換えて伝える。	言い換え
309	患者	そうですよね。でも，それが，うーん，実現できていないのもあるんですけど，(真顔で机の上を見ながら) ほぼ実現していて，(机を指で指しながら) お休みの1日に2人会うとか，2つ予定があるとか，やっていて，本当にちゃんと休める日が，なくなっていると思いました。(看護師に向き直る)	実現しないような予定が実現していて，1日に予定が複数あって休めなくなっている。		
310	看護師	うん，うん，ああ，うん，*ああ*，そうですか (真顔で患者を見ながら，大きく3回うなずく)。		同意	会話の促進
311	患者	うーん，意欲的に*なりすぎている*かもしれないですね。(看護師を見ながら)	意欲的になり過ぎているかもしれない。		
312	看護師	うん，そう*ですね* (患者の顔を見て，真顔で)。		強い同意	受容，看護師が自分の考えを伝える。
313	患者	うーん。(看護師の顔を見て，小さく数回うなずく)	納得できず，考える (疑問)		

D 認知行動療法の視点からわかるコミュニケーション技術 **131**

場面 3 （つづき）

発話者	発話	患者の認知	治療者の意図	技法
314 看護師	その*疲れの反動*がくると思うので，（患者の顔をみて，数回うなづく）		「意欲的になりすぎている」を「疲れ」に言い換えて，反動がくることを伝える。	言い換え，看護師が自分の考えを伝える。
315 患者	*なので，*もしかしたら，・・そうかもしれないですね。仕事もがんばりすぎているかもしれないですね。	仕事も頑張りすぎているかもしれない。		
316 看護師	<u>うん，うん，うん，勤務のね。（患者を見ながら，大きく 2 回うなづく）</u>		同意，仕事を勤務状況に言い換えて伝える。	受容，言い換え
317 患者	*がんばりすぎている感はないん*ですけど（上を向いて），いま*言われてみたら，*ああ，予定もつめすぎているしなとか，する感じですね。（看護師の顔を見る）	頑張りすぎている感じはない，言われてみると予定をつめ過ぎていることに気づいた。		
318 看護師	ああ，そうですか。（患者を見ながら，小さく 3 回うなずく）		同意，受容	受容

② 考察

1）患者の認知変容

　患者は面接前半で「活動できていること」「正社員と同じくらい働けていること」に満足感や充実感を示している。これは看護師の問いかけにより，具体的な活動日数や勤務状況を振り返り，「活動できている自分」を再確認できたことが実感を強めていると考えられる。場面 1・2 では，終始「ふふふ」と笑顔を見せており，看護師の「疲れ」や現実提示の介入はほとんど耳に届いていない。これはのちに看護師が指摘する「意欲の亢進」のため，患者の現実検討能力がやや低下しており，客観的に自分の状況を判断できなくなっている状態であると考える。このときの患者の非合理的信念は「活動できている自分は調子がよい」である。

　患者本人が感じている体調の変化である食欲や物欲の亢進について話題にした後の場面 3 の介入では，患者自身が「予定をつめ過ぎている」ことを自覚して，意欲的になりすぎているかもしれないことへの気づきに至っている。

2）看護師が用いた手法

　看護師は患者と 90 度の位置に座って面接を行っており，この角度は患者に圧迫感を与

えずに患者の主観的な話題に触れる場合に適しているといわれている[5]。看護師の一連の介入の背景にあるのは Being-For（相手の味方になる），Being-With（共に生きる）ことであり，常に患者に寄り添いつつ「患者自身が気づく」ことを支援している。

　面接の導入では，「うん」「ええ」「ああ」などの相槌による【会話の促進】と，【閉じた質問（closed question）】を繰り返して，患者の近況の把握とアセスメントを行っていた。そこで患者が語った「過活動になって休養が取れていない」ことに対して，「看護師が自分の考えを伝える」を「驚き」として示し，「発熱」を「疲れ」という言葉に【言い換え】をしている。また，活動している日数についてカレンダーを見ながら指で数えて示すなどの【現実提示】を用いて，患者が自分の活動について考える機会としていた。

　さらに，患者本人が感じている体調の変化である食欲や物欲の亢進について話題にした後の場面 3 の介入では，患者の言葉を受容しつつ，「ちょっとね，元気が出過ぎているのかもしれないですね」「意欲的になり過ぎているかもしれないですね」と【看護師が自分の考えを伝える】を用いている。そして，あらためて患者に「そんな感じはないですか」と問いかけている。

　患者は，看護師の受容しつつ語りかけるという介入により，自分の活動を具体的に語り，食欲と物欲の亢進という体調の変化について意識を向けられたことにより，意欲的になりすぎているかもしれないことへの気づきに至っている。看護師が用いた受容は「うん」「ええ」「ああ」という相槌に患者を見ながら大きくうなづく動作であった。患者への語りかけには，真顔で【看護師が自分の考えを伝える】を行っていた。

Ⅲ　臨床での応用

　本分析の目的は，熟練した精神科看護師の用いるカウンセリング手法を明らかにすることにより，看護援助としての治療的コミュニケーション技術の向上に貢献することである。

　ジェラード・イーガンはクライアントが自分自身と世界について経験していることと，本当の現実とのありようとの食い違いに取り組むことを【促進】としており，【促進】の目的は問題を処理して新しい機会を生かすように「実行すること」であると述べている[6]。そのためにカウンセラーは実行につながる「気づき」を深めるように援助しなければならない。事例では【会話の促進】【閉じた質問（closed question）】【言い換え】【現実提示】を用いて現実検討をしながら傾聴し，【促進】の基礎としていた。さらに，【促進】の手法として，看護師が【受容】と【看護師が自分の考えを伝える】を用いて，患者が自分の行動について考える機会をつくり，患者の気づきを深めていた。

1）臨床への応用例：糖尿病の自己管理がうまくいかない会社員男性

　Aさんは 48 歳の男性で，昨年の勤務先の健康診断で血糖値が高いことを指摘され，精密検査を受けたところ糖尿病と診断された。近くの内科医院で 2 週間に 1 回の通院治療を受

D　認知行動療法の視点からわかるコミュニケーション技術　**133**

けていたが，仕事の忙しさから通院が不規則となりがちで，さらに検査値が好ましくない状態が続いたため，教育入院になった。Aさんは，義理と人情に厚く，部下の面倒見も良い方であるが，気分の変動が大きく，看護師が退院後の生活について話をしようとすると「忙しいんだから，仕方がない。業績が悪化したらリストラされるかもしれない」と声を荒げて訴え，顔をそむけてしまった。

Aさんは何かの理由で看護師の教育指導を受け入れられないようである。このような場合は，現実検討をしながら傾聴し患者が自分の行動について考える機会となるように介入する。看護師は，「Aさんのお仕事はお忙しいのですね。まずは，普段の日常生活のことを教えていただけませんか」と問いかけ，「うん」「ええ」「ああ」などの相槌による【会話の促進】や【閉じた質問（closed question）】でAさんの語りを促す。そして「休まる時間がなくて，疲れますね」「部下の生活態度まで面倒をみるのですね。私はそこまではできませんね」と【言い換え】と【現実提示】を活用して，Aさんを労うとともに自分の課題（仕事上のストレスの発散がうまくできないまま，飲食を言い訳にしている自分）に意識を向けるように導く。このような関わりによって「仕事が忙しいから仕方ないと言って，自分の身体を酷使していたな」と自分の現状への気づきを促進する。

2）臨床への応用例：関節リウマチで関節置換術後にリハビリテーションが進まない専業主婦

Bさんは46歳の女性で，夫と中学1年生と高校2年生の4人家族である。38歳頃から起床時に手のこわばりがみられるようになり，関節リウマチと診断された。42歳を過ぎた頃から右膝関節が曲がりにくくなり，更衣や家事などの日常生活に影響が出るようになったため，右膝人工関節置換術を受けた。術後の経過は順調で手術の翌日からベッド上で，3日目には立位でのリハビリテーションが始まった。術後7日目に「もう，何をしても意味がない」と言って，リハビリテーションへの拒否があった。

Bさんはリハビリテーションや今後の回復に不安を感じているようである。この場合は，Bさん自身が自分の不安を現実的に受け入れられるように介入し，治療に前向きに取り組めるような支援が必要となる。

看護師は，Bさんのベッドサイドに行き，できるだけ落ち着いて話せる環境をつくり，「少しお話をしても良いですか」と面接を設定する。そして，「何かいろいろ考えが出てきているようですね。よかったら話を聞かせていただけませんか」と【看護師が自分の考えを伝える】でBさんの発話を促す。Bさんは「長女が次女と協力して食事，洗濯，掃除をしてくれて，夫も仕事の帰りに見舞いに来てくれて，早く回復して欲しいと励ましてくれるが，自分はこれから症状が悪化して，母親や主婦としての役割が果たせなくなるのではないか」と今後の症状の進行について不安があることを語った。看護師は「ええ」「うん」などの【会話の促進】を活用して話を傾聴し，「ご家族の励ましは伝わってけど，症状がさらに進行するのではないか心配になっちゃうんですね」と【受容】を伝える。今の時点で具体的に自覚症状やできなくて困っていることはないことを確認した後に，「今は順調に回復しているけど，将来のことを考えて心配になったんですね」と【看護師が自分の考えを

伝える】でフィードバックし，Bさんの不安の実態を共有しながら伝えていく。このような関わりからBさんが「自分は将来の先行きの見えない不安で悩んでいたんだ」と気づくのである。

　これまでのコミュニケーション技術の書籍では，基本的な介入が紹介されている。本項のように実際の会話場面を分析することにより，熟練した精神科看護師が用いる具体的な手法があきらかとなり，臨床の場面で看護師が活用できるカウンセリング手法を提案することができると考える。

●　●　● 伊藤桂子・川野雅資

[引用文献]
1）Ellis A: Changing rational-emotive therapy（RET）to rational emotive behavior therapy（REBT）. Journal of Rational-Emotive & Cognitive-Behavior Therapy 13（2）：85-89, 1995.
2）國分康孝：論理療法の理論と実際. 誠信書房, 1999, pp49-60.
3）福原真知子・他訳編：マイクロカウンセリング—"学ぶ–使う–教える" 技法の統合：その理論と実際. 川島書店, 1985, pp80-102.
4）川野雅資編著：精神看護臨地実習. 医学書院, 2005, pp13-15.
5）Hall ET: The Hidden Dimension. Doubleday, New York, 1966, pp119-125.
6）鳴沢実, 飯田栄訳：熟練カウンセラーをめざすカウンセリング・テキスト. 創元社, 1998, pp238-242.

E フォーカシングからわかるコミュニケーション技術

▶ POINT

・患者はコミュニケーションの中で，自分の思いや気持ちをどのように語り，自分の語りの中から，どのような気づきを得ているのだろうか？
・からだの内部で感じる特別な気づきに，耳を傾け，感じていることを言い表し，心のメッセージを受け取る行為をフォーカシングという。

I フォーカシングという分析方法

① フォーカシングとは何か

　看護師は，患者とのやり取りの中で，患者の語りから何を感じ，観察し，応答しているのだろうか。そして，患者自身はどのような語りをしているときに，自分の思考や感情を認知し変化を実感しているのだろうか。

　米国の哲学者ユージン・T・ジェントリンは，ロジャースらと共に行ったカウンセリング研究の中で，クライアントの中にどのような変化が起きているのかについて注目した。その結果，治療的で望ましい変化が生じているクライアントは，カウンセリングにおいて自ら，「言葉にはならないが，からだに感じられている，何かに適切に触れている」ことを発見した。この「言葉にはならないが，からだに感じられている何か」という体験の仕方を，ジェントリンは「**フェルトセンス**（a felt sense）」と定義している。フェルトセンスは，からだの内部で感じる特別な気づき，意味感覚を指す。「喉がつかえたような」「胸がモヤモヤする」「胸が躍る」「胸が熱くなる」「腹が立つ」等，私たちは日常生活においてさまざまな「感じ」をからだで感じている。フェルトセンスを意図的にゆっくりと感じ，耳を傾け，感じていることをいい表し，心のメッセージを受け取る行為を**フォーカシング**（Focusing）という。

　フォーカシングでは，フォーカシングを行う人を**フォーカサー**（Focuser），フォーカシングの聴き手をリスナー（Listener）と呼ぶ。フォーカサーは，主役であり，リスナーは，フォーカサーが解決に向かうことを信じて，フォーカシングに耳を傾ける。フォーカシングでは，今ここで感じているという「体験過程」に注目し，フォーカシングのフェルトセンスを用いるため，その問題を感じている本人以外は，フォーカサーにはならない。フォ

ーカサーは，リスナーとのフォーカシング過程において，フェルトセンスと一致する言葉を探す。フォーカサーが，フェルトセンスにピッタリと合う言葉を見つけられるとからだに変化が起こり（**フェルトシフト**），フェルトセンスに含まれていた意味が明確化する。フェルトシフトが生じると，フォーカサーは開放感を感じ問題解決能力が高まる。セルフフォーカシング法や近年注目を浴びている**マインドフルネス**にフォーカシングを取り入れた**青空フォーカシング**など，さまざまな技法が存在する。

　ここでは，フォーカシングの技法をカウンセリングの中に統合して実践する「**フォーカシング指向心理療法**」の視点から，フォーカシングにおける傾聴技法について述べる。

② フォーカシングにおける傾聴技法

1) フェルトセンス（F: a felt sense）

「なんとなく」からだに感じられる，はっきりとした感情ではないが意味のある感覚。

メタファー（感情を別の何かに喩えて表現する，捉える）やオノマトペ（状態や様子を文字で音にしたもの），擬音語（ドンドン）・擬態語（ガンガン），心理状態や痛みなどの感覚を表す擬情語（いらいら，ずきずき，わくわく）で表現する。

- 「なんとなく好き」「気になった」「心に止まった」「締め付けられる感じ」
- 「チクチクする胸の痛み」「圧迫されるような息苦しさ」「窮屈感」

2) クリアリング・ア・スペース：空間をつくる（C: clearing a space）

気がかりなことや，フェルトセンスから一歩下がり，離れ，「間をおく」ことを促す。休憩をとることも含まれる。

- 「少しそのことから離れてみましょう」（リスナー）

3) リフレクション：伝え返し（R: reflection）

ただ相手の言葉を復唱することだけではなく，聞き手が相手の話している内容を理解していることを伝え返す。また，理解できなかったことについてもう一度話してもらう。

頷きや相槌を含む傾聴姿勢。

- 「○○については理解できたのですが，○○についてもう少しお話していただいて良いですか」（リスナー）
- 「○○というのは，○○な意味ということですか」（リスナー）
- 「あぁ。なるほど」（リスナー）

4) ハンドル表現（H: handle）

感じているフェルトセンスの質を言葉で表現することを促す応答。

「軽い」「重たい」「ねっとりとした」「眩しい」「暗い」「明るい」「狭い」「広い」「せわしない」「ゆったりとした」「きつい」「こわい」など，フェルトセンス全体を示すようなぴったりする言葉。リスナーは，フォーカサーに無理に言葉を押しつけることは避ける。

- 「今の気持ちにぴったり合う言葉やイメージは何でしょうか」（リスナー）
- 「その何となく感じている状態にぴったりとくる言葉はどのようなものですか」（リスナー）

5）尋ねる：アスキング（A: asking）

フェルトセンスに直接問いかけて待つ。

自由回答式質問（open question）で尋ね，気持ちの中から言葉とイメージが流れ出てくるのを待つ。

- 「今，そのことを話していてどんな感じがしますか？」（リスナー）
- 「そのとき，どのように感じましたか？」（リスナー）

6）フェルトシフト（FS: felt shift）

リスナーのアスキング（A）とハンドル表現（H）を受け，フォーカサーが自らフェルトセンスの意味を「わかった」と体験すること。フォーカサーは，頻繁に笑いが起こり止まらなくなることもある。また，感情の湧きあがりから流涙することもあるが，悲しみの涙ではなく気づきの喜びを伴ったものである。

- 「○○かなと思っていたんですけど，うん。そうなんだって思いました」（フォーカサー）
- 「悲しさ。そう悲しい気持ちだったんですね」（フォーカサー）

7）受け取る（RV: recieve）

リスナーはフォーカシングの過程で得られた気づきを喜び，ゆっくりとただ受け止めるように促す。フォーカサーは，リスナーの促しによって，自分の中で受け取ったことを言葉で表現する。

- 「前は○○と思っていた，けれど今は○○と思うと」（フォーカサー）

II　フォーカシングの視点によるコミュニケーションの実際

フォーカシングの技法をカウンセリングの中に統合して実践する「フォーカシング指向心理療法」の視点から，Aと同様に88頁で紹介したパニック障害患者に対する熟練看護師のコミュニケーション時の会話を分析する。

① 方法

1）分析方法

トランスプリクトを作成し，会話内容のテーマにカテゴリ分類し，カウンセリング全体の構成の解釈を行う。次に，フォーカシング技法の視点から看護師と患者の相互作用で生じる心理的変容について焦点をあて分析する。

2) 全体の構成

コミュニケーションのトランスクリプトから，会話内容のテーマにカテゴリ分類を行い，全体の構成の表を作成した。その結果18のサブカテゴリと4つのカテゴリが抽出された（**表1**）。

3) 全体の流れ（表2）

冒頭，患者（フォーカサー）は，やや緊張気味な表情で対話している。看護師（リスナー）が，ティーグッズに関する雑談を投げかけると，肩の力が抜けリラックスした状態となる。その後，患者は自身の体調面について語りに入っていく。すると，再び身体や顔面の緊張が増し，会話もペースダウンしていく。看護師（リスナー）は，そのタイミングで別の話題提供を行っていた。

これらのことから，看護師（リスナー）は患者（フォーカサー）との対話において，季節，空間の話をツールとした雑談を用いて，患者の意識を一時的にその場に向けるよう働きかけており，それは間接的に患者が自分の抱いている問題から一歩下がるというクリアリング・ア・スペースの技法になっていた。

② フォーカシング技法の抽出

1) 仕事と休息のバランス（場面1）

冒頭部，患者が看護師にテーブルの上の雑貨の話題を振ると，看護師はゆったりとした動作で相槌を打ちユーモラスに反応している（R：リフレクション）。次に，看護師は言葉を，新年から正月へ変化させ，患者の正月休みの有無を尋ねている（A：アスキング）。

表1 カテゴリ分類

カテゴリ 4	サブカテゴリ 18
会話の間（お茶）と雑談	家族の話
	お茶の雑談
	ティーグッズに関する雑談
	社会資源の活用と金銭状況
	鳥の話題
気分と行動の変化の語り	精神状態の実感
	疲れの自覚と興味の高まり
	気分の高まりの自覚
	仕事と休息のバランス
	服薬状況
想起と感情の語り	職場の業務と人間関係
	過去の想起
	体験と感情の語り
	心のわだかまりの話
受診の提案と生活上の注意点の示唆	受診の提案
	次回の日程調整
	活動と食事量の自制の助言
	気分と意欲のコントロール示唆

E フォーカシングからわかるコミュニケーション技術

表2 全体の会話の流れ

サブカテゴリ	会話の流れ	カテゴリ
ティーグッズに関する雑談	導入	会話の間（お茶）と雑談
仕事と休息のバランス		気分と行動の変化の語り
職場の業務と人間関係		想起と感情の語り
精神状態の実感		気分と行動の変化の語り
お茶の雑談		会話の間（お茶）と雑談
社会資源の活用と金銭状況		
疲れの自覚と興味の高まり		気分と行動の変化の語り
過去の仕事の想起		想起と感情の語り
体験と感情の語り		
服薬状況		気分と行動の変化の語り
家族の話		会話の間（お茶）と雑談
鳥の話題		
心のわだかまりの話		想起と感情の語り
気分の高まりの自覚		気分と行動の変化の語り
受診の提案		
次回の日程調整		受診の提案と生活上の注意点の示唆
活動と食事量の自制の助言		
気分と意欲のコントロール示唆	終結	

　患者は発話9の時点では，「どうなんだろう，みたいな」（F：フォルトセンス）という
フレーズを用いて，自身が休めたかどうか不確かな状態にある。そこで，看護師はカレン
ダーを指差しながら，患者と共に仕事と休みの振り返りを行っている。それを受けて，患
者は自ら体調を崩したことを想起し疲れを自覚している（FS：フェルトシフト）。

　発話26において，看護師はカレンダーを無言で指差し，患者とアイコンタクトを取り
ながら患者が述べている体調悪化の事実と勤務シフトの影響を視覚的に明確化している。

場面1 仕事と休息についての会話

	発話者	発話	看護師の言動・行動	患者の言動・行動	看護師の技法
1	患者	新年用なんですね。（机の上のミルクを指さして）		自分の干支を選び笑顔で反応	
2	看護師	うん。そう，新年用。ふふふ。干支が，（ミルクを持って）いろいろあるみたい。	患者の興味をグッズに向ける動作と笑顔でユーモラスに関わる		C
3	患者	私は西なんです。			
4	看護師	ああ，西ですか。じゃあ，それを。			
5	患者	（笑顔）			
6	看護師	お正月は休めたんですか。	休息の実感に対する質問		A

140

場面1 （つづき）

発話者		発　話	看護師の言動・行動	患者の言動・行動	看護師の技法
7	患者	お正月は，うーんと，31と1はお休みいただいたんですけど，友達と……遊んだりしていて，		勤務シフトの振り返り	
8	看護師	<u>うん，うん，うん。</u>	うなづき，支持		R
9	患者	まあ，結局，休めたのか，休めていないのか，みたいな。体調的には，うん，どうなんだろう，みたいな日々を過ごしました。（笑顔）		F：休めたのか休めていないのか不確かな感じの表出	R
10	看護師	<u>ああ，そうなんですか。</u>あの，例の泊りに行く，来ないみたいな。うふふふ。	「……みたいな」と例を挙げた反応・笑い		R
11	患者	ああ，そうです。そうです。そうなんです。			
12	看護師	そうですか。で，1日から仕事しているんですか。			R/A
13	患者	あ，2日からお仕事です。そうなんです。			
14	看護師	<u>ああ。うん。</u>	うなづき，相槌		R
15	患者	ふふふ。		笑って反応	
16	看護師	<u>2，3，4，働いて，</u>			R
17	患者	いやいやいや。			
18	看護師	違ったけ。	うなづき，相槌		R
19	患者	2，3，4，5，働いて，6は休みで，7，8，9，10です。			
20	看護師	<u>うん，うん，うん，</u>おー。おー，そうですか。			
21	患者	でも，おとといは何か急に熱がでちゃって，ちょっと，高熱だったんで，お休みしたんですけど。		F：体調不良の想起	R
22	看護師	うん，うん，あー。			R
23	患者	まあ，1日で下りたんで，昨日働いて。			
24	看護師	ああ，そう。それは，疲れ出たんですね。	疲れにフォーカス		A
25	患者	どうなんでしょうね。		F：自己への問いかけ	
26	看護師	うん，それじゃあね。（カレンダーを指して）	ジェスチャーで勤務に日数の多さを示す		R
27	患者	ははは，疲れ，（笑顔）		FS：疲れの自覚	

2) 体験と感情の語り（場面2）

　発話130，看護師は患者の気持ちにフォーカスした質問をしている，患者は「最近はない」と一度返答するが，看護師が再度具体的に気になることの有無を尋ねると（A：ア

スキング），「どうなんでしょうね」と述べながら，仲間とのエピソードを語っている（F：フェルトセンス）。

発話138において，看護師は，患者が「泣いた」という事実について，涙の意味について質問している（A：アスキング）。患者は，「……な感じかもしれない」という自身の気持ちを語り（F：フェルトセンス），仲間に抱いた肯定的感情を再確認している。

発話144～153では，患者は元同僚から聞いた，ハラスメントの対象についての思いを語っているが，「実際に対面したらどうなるかわからない」という複雑な気持ち（F：フェルトセンス）を漂わせている。看護師は，ただただ頷くという応答をし（R：リフレクション），患者の気持ちを支持的に受け止めている。

これらの関わりから，看護師は患者のフェルトセンスに寄り添い，患者が（客観的に）自己洞察を深められるよう，リフレクションを用いて患者の心の鏡のような役割をとるとともに，患者が抱いていた感情の反射を行うことで，患者の想起を促し感情の再帰性を促進させているといえる。

場面2　体験と感情についての会話

発話者		発　話	看護師の 言動・行動	患者の 言動・行動	看護師 の技法
130	看護師	こちらの気持ちのほうの出来事は何かありましたか？	気持ちにフォーカスした質問		A
131	患者	うーん。		F	
132	看護師	そんなにマイナスな体験はない？	感情を具体的に上げた質問		A
133	患者	何か好きなことを探そうかなって，今日もなにがいいかなって思って，最近の事って考えるとあまりなくって，うーん，最近はないですね。		F：マイナス感情の有無の想起	
134	看護師	うん，うん。うーん。前のことで気になっていることっていうのはありますか。前の上司のことはかなり記憶から消えてきた。	ハラスメント経験に対する問いかけ		A
135	患者	どうなんでしょうね。あ，うーん。でも，一個あったのが，久しぶりに同期の家に泊ったんですよ。○○（前の職場）のときの同期の家に泊まって，私含めて3人であったんですけど，まあ，その時にAで，私はB社だったんですけど（中略），そこで一緒だった同期がいて，なんか，夜，3人で川の字になって同じベッドに寝たんですけど，その子と夜中にいろいろとしゃべっていたら，うーん，いろいろ思い出して，ちょっと，泣いちゃったんですけど，でも，なんか，その同期も，なんでしょうね，そのときは，私が休んでいたときは，なんか連絡していいかがわからなかったって，っというふうに言っていて，それで私からもパニック障害っていう病気だったんだっていうことを言ったんですけど，休職	追体験の促し	F：「どうなんでしょうね」「だいじょうぶになんかなりました」患者のフェルトセンスの表出	R

142

場面2 （つづき）

発話者	発話	看護師の言動・行動	患者の言動・行動	看護師の技法
	しているということをその子には言ってなかったので，特に連絡もとっていなかったですけど，でも，もう，こうやって集まることもできているし，一人じゃないからもう大丈夫だよって言ってもらえて，大丈夫に，なんかなりました。			
136 看護師	うん，うん，うん，あー。そうですか。	うなづき		R
137 患者	そうですね。			
138 看護師	泣いちゃったのは，辛かったんじゃありません。	辛さにフォーカスした質問		A
139 患者	辛かったっというよりは，なんかその子の優しさにっていう感じかもしれないですけど。		F：自身が感じた気持ちの言語化	
140 看護師	あー，あー。うん，いいほうでね。	うなづき。患者の気持ちの確認		R
141 患者	うん，ううん，とは思いますね。		仲間に抱いた肯定的感情の再確認	
142 看護師	そうですか。	うなづき		R
143 患者	はい。そんな感じですね。なので，同期にも会えていますし，2月にも旅行にいこうといっているので，他の会社の子とかも言っているので，ぜんぜん，辞めたことに対しても，非難とかべつにされず，むしろ，早く辞めてよかったのかもねっていうふうに，言われていて，すごい，それは良かったなと思いました。		F：自身が感じた気持ちの言語化	
144 看護師	うん，うん，うん，うん。上司の話にはならなかった。	うなづき。ハラスメントを受けた元上司に対する患者の気持ちの確認		R/A
145 患者	うーん，まあ，なりましたけど，まあ，相変わらずな感じっていうのは聞きました。			
146 看護師	うん，うん。			R
147 患者	うーん，まあ，もともと，そういうことがあっても，特に外には出さない人なので，別にあまり変わりはなかったよっていうのを聞きました。うん，うん。		元同僚から聞いた話の想起	
148 看護師	うん，うん。それを聞いて何か思いました。	うなづき。患者の気持ちに対する問いかけ		R/A
149 患者	うーん，でも，まあ，そうだろうなとは思って，でも，それくらいで大丈夫でした。			
150 看護師	うん，うん，ああー，そうですか。			R

E　フォーカシングからわかるコミュニケーション技術　**143**

第6章　さまざまな分析方法からわかる看護師のコミュニケーション技術

| 場面 2 | (つづき) | | | | |

発話者	発話	看護師の 言動・行動	患者の 言動・行動	看護師 の技法
151 患者	はい。うん，そうですね。…………まあ，実際に対面したらどうなるかわからないですけどね。		F	R
152 看護師	うん，うん。	わからないことに対する支持的受容		R
153 患者	まだ，ちょっと。同期とアルバイトさんくらいだったら，大丈夫なんですけど，うーん，先輩社員の方とか，……まあ，あと，もっと，9月からメンバーが変わりましたけど，それまで一緒だった他の先輩方，社員さんだったら大丈夫なんですけど，それ以外の人とは，あんまり会いたくないかなーとは思います。		F	

3) 気分の高まりの自覚 （場面 3）

　看護師は患者に「いま，心の中にこう，わだかまりなっているような感じは」（発話260）とフェルトセンスを含め尋ねている（A：アスキング）。すると患者は「どうなんでしょうね」と，まるで質問を味わうかのように，自身に再度問いかけ，患者は看護師の用いたわだかまりという言葉に対して，薬の作用と応答している。以降，患者のわだかまり（心に何かがつかえてすっきりしない感じ）である薬に関するやり取りが続く。患者は，再び「どうなんでしょうね」というフレーズを用いて，気持ちが高まりポジティブになれているが，何か釈然としない感じを述べ（発話265），減薬に対する不安を表出している（F：フォルトセンス）。看護師は患者の心配と不安を受け止め（R：リフレクション），客観的に気持ちが高すぎる感じが見受けられることをフィーバックし，患者に対して気分の高さの自覚の有無について，買い物や活動量の変化に焦点化し問いかけている（A：アスキング）（発話268）。

　看護師は，患者の意欲の高まり・食欲・体重増加・買い物をしている事実を支持的に受け止め（R：リフレクション），本を用いて食欲亢進は薬の副作用ではないと教示している。番号294。それを受け，患者は「自分の欲深さ」という意欲の高まりを自覚している（FS：フェルトシフト）。次に，看護師は「元気が出過ぎているのかもしれない」と患者に問いかけ（A：アスキング），患者は自ら手帳を見つめ活動量の増加を自己認識している（FS：フェルトシフト）。以降患者は自らスケジュールが過密になっていることを語り，休息日がないことを実感（FS：フェルトシフト），看護師の疲れの反動の教示を受け，仕事も頑張り過ぎているのかもしれないという新たな気づきを得ている。看護師は，患者にまるで自己認識の変化を噛み締めさせるようなうなずきで応答している（RV：受け取る）。

| 場面 3 | 気分の高まりについての会話 |

発話者		発　　話	看護師の 言動・行動	患者の 言動・行動	看護師 の技法
260	看護師	それじゃあ，そんなに振り返ることもないですかね。いま，心の中にこう，わだかまりになっているような感じは。		フェルトセンスを交えた質問	A
261	患者	どうなんでしょうね。なんか，もし薬をとってみたら変わるのかなっというか，っていうのは，いまは平気でも，いまの自分にどれだけ薬が作用しているのか，		F	
262	看護師	<u>うん，うん。</u>ある程度，作用していると思いますね。			R
263	患者	そうなんですかね。			
264	看護師	うん，うん。			
265	患者	うーん，まあ，確かにすごいポジティブにはなれているんですけど，うーん，どうなんでしょうね。		F：ポジティブになれているが，何か引っかかっている	F
266	看護師	うん，うん。	うなづき		R
267	患者	なんですけど，たぶん△日から薬を減らしていくので，そのあとからどうなるのかなっていうのが，ちょっと，思っているっていうことは何か出るんですかね。		F：減薬後の薬剤治療に対する疑問を看護師に投げかけている	
268	看護師	うーん。いや，まあ，心配なのかもしれないですけど。逆に気持ちが高すぎる感じはあります。なんか，あれもやってみよう，これもやってみようとか，例えばですけれど，あっちも行きたい，こっちも行きたいとか，買い物はあれも買いたい，これも買いたい。	患者の心配と不安の受け止め。患者に対する気分の高さの自覚の問いかけ		R/A
269	患者	あ，それはあります。		意欲の高まりの自覚	FS
270	看護師	ああ，そう。	うなづき		R
271	患者	はい。あと，食欲もでてきて，一番痩せこけていた時期から8Kgぐらい太ってしまって，		F：食欲・体重の増加の事実	
272	看護師	ああ，ああ，まあ，いいんでしょうけどね。	肯定的受け止め		R
273	患者	いやー，入社前より太っているので，			
274	看護師	ああ，そう。うーんとね，			R
275	患者	それはあんまりよくないかと思うんですけど。		F：体重増加を望ましくないと思っている	
276	看護師	そうか，ちょっと。太りすぎちゃったか。	患者の思いを受け止め，問いかけ		R/A

第6章

さまざまな分析方法からわかる看護師のコミュニケーション技術

E　フォーカシングからわかるコミュニケーション技術　145

	発話者	発　話	看護師の言動・行動	患者の言動・行動	看護師の技法
277	患者	そうなんです。なんか，止められないんですよね，食欲が。		F：食欲をコントロールできない思いの表出	
278	看護師	<u>ああ，</u>（薬の本を持ってくる）。食欲と，あと何かありますか。買い物と，	患者が他に感じている欲求の高まりについて質問		A
279	患者	買い物，うん。		F：買い物をしている事実の受け止め	
280	看護師	買い物しちゃいます。	復唱		R
281	患者	うーん，昨日はしちゃいました。		F：昨日の買物を想起	
282	看護師	結構，買っちゃいました。	買物の量について質問		A
283	患者	でも，服一着なんですけど，		F：買物の内容の想起	
284	看護師	あ，いつも行くお店のね。			R
285	患者	そうなんです。でも，すごい買いたい欲とか，なんか欲深くなっているのかもしれません。		FS：欲深さの自覚	
286	看護師	ああ，そう。（本を見る）。皮膚に発赤とか，そういうのはでない。	うなづき。薬の副作用について質問		R/A
287	患者	でないです。………食欲に関しては減ってほしいですけどね，物欲も。		F：食欲と物欲を減らしたい思い	
288	看護師	うん，ちょっとね。	うなづき。意味を含んだ返答		R
289	患者	でも，マイナスな気持にはあんまりなりたくないですけど。		F：マイナスな気持ちにはなりたくない	
290	看護師	うん。特にね，体重増加はないですね，この薬は。	薬の副作用に対する説明		R
291	患者	あら。ははは。		笑いでの応答	
292	看護師	うん。ここに副作用があるんですけど，（本を見せる）	本を見せての説明		R
293	患者	ああ，			
294	看護師	（薬の名前）。体重増加はない。	薬の副作用ではないことの教示		R
295	患者	やっぱり，私が欲深くなっているだけですかね。		FS：体重増加は薬の副作用ではないという事実。欲深くなっている自己の再認識	

場面 3 （つづき）

	発話者	発　話	看護師の 言動・行動	患者の 言動・行動	看護師 の技法
296	看護師	ちょっと，出ちゃうんでしょうね，欲求がね。	欲求の高まりのフィードバック		R
297	患者	うーん。		F：フィードバックによる知覚	
298	看護師	たぶんそれが，買い物にも出ちゃっているのかもしれない。			R
299	患者	うーん。			
300	看護師	ちょっとね，元気が出過ぎているのかもしれない。そんな感じはないですか。	意欲の高まりの自覚の有無を問う		A
301	患者	あぁー。		F：フィードバックによる知覚	
302	看護師	前と同じくらい。例えば，大学生くらいとか。例えば，友達のところに泊りに行ったりだとか。	過去を例に挙げての質問		A
303	患者	うーん，でも，予定を詰め過ぎているなって，手帳を見て思いました。		FS：活動量増加の自覚	
304	看護師	ああ。	相槌		R
305	患者	いろんな人に連絡をとっていて，まあ，ご飯に行こうっていう声は前からあったんですけど，あんまり実現しないことも多いじゃないですか，ご飯行こう，いつか行こうみたいな，		F：友人との連絡状況の言語化	
306	看護師	うん，そうそう。	相槌		R
307	患者	多いと思うんですけど，			
308	看護師	社交的な会話だよね。	支持的な返答		R
309	患者	そうですよね。でも，それが，うーん，実現できていないのもあるんですけど，ほぼ実現していて，お休みの1日に2人会うとか，2つ予定があるとか，やっていて，本当にちゃんと休める日が，なくなっていると思いました。		FS：予定を入れ過ぎて休めていないことに気づく	
310	看護師	<u>うん，うん，ああ，うん，ああ</u>，そうですか。	深いうなづき		R
311	患者	うーん，意欲的になりすぎているかもしれないですね。		F：自己を客観的に捉えている	R
312	看護師	うん，そうですね。			
313	患者	うーん。			
314	看護師	その疲れの反動がくると思うので，	疲れの反動の教示		R
315	患者	なので，もしかしたら，……そうかもしれないですね。仕事もがんばりすぎているかもしれないですね。		FS：頑張りすぎているかもしれないという思いの気づき	

E　フォーカシングからわかるコミュニケーション技術

| 場面3 | | | | | |

発話者	発　話	看護師の 言動・行動	患者の 言動・行動	看護師 の技法
316 看護師	うん，うん，うん，勤務のね。			R
317 患者	がんばりすぎている感はないんですけど，いま言われてみたら，ああ，予定も詰めすぎているしなとか，する感じですね。		FS：実感はないが，予定を詰め込み過ぎていることに気づく	
318 看護師	ああ，そうですか。	自己認識の変化をかみしめさせるような支持的うなづき		U
319 患者	うーん。		F：自己の思いの再認識	

4）受診の提案と生活上の注意点の示唆（場面4）

　はじめ，患者は看護師が受診するという提案に対して，仕事を優先したい思いを述べている。そこで，看護師は電話を入れてみてはどうかと提案し，具体的な伝え方を示す（R：リフレクション）（発話324）。それを受け，患者は病院へ直接行ってみようかという思いに変化し（FS：フェルトシフト），会話も受診を前提とした内容の流れへとシフトしている。

　患者は減薬時期を早めたほうが良いかもしれないという思いと，減薬に対する不安の葛藤を示し，看護師は不安を支持的に受け止めながら（R：リフレクション），具体的な対処行動を助言している。

　看護師は，患者に食事・活動と休息のバランスを見つめ直す必要性を伝える際，笑い声を交えながらユーモラスな語り口調で対話している。その柔らかな口調や雰囲気は，「我慢」という自制を促す行動を，患者が本人のペースで行うことを保証する支持的応答である（R：リフレクション）。

| 場面4 | 受診の提案と生活上の注意点についての会話 | | | | |

発話者	発　話	看護師の 言動・行動	患者の 言動・行動	看護師 の技法
320 看護師	△日まで待たずに，先生に連絡，電話でもいいので，たぶん，明日，○日は火曜日だから明日先生いらっしゃるんじゃないかな。	主治医と連絡を取ることの提案		R
321 患者	あー，明日私が仕事なんですよ。		F：仕事を優先させたい思い	
322 看護師	うん，電話でも。	電話連絡のすすめ		R
323 患者	ああ，うん，うん。			

148

| | 場面 4 | 受診の提案と生活上の注意点についての会話 | | | |

発話者		発　話	看護師の 言動・行動	患者の 言動・行動	看護師 の技法
324	看護師	ちょっと，いま，元気が出過ぎている，とか，予定を詰め過ぎているとか，食べ過ぎているとか，買い物したくなっている，ですけれど，ちょっと，前までの事情と違うんですけど，っていうふうに電話で言ってみてください。そうしたら，先生のほうで電話で言ってくるかもしれないから。	電話連絡内容の説明と対応についての教示		R
325	患者	うん，うん，うん，うん。ああー。それか，もう行っちゃってもいいですかね。		FS：受診の必要性の気づき	
326	看護師	うん，行っちゃってもいいです。	肯定的支持		R
327	患者	うーん。		F：受診に対する迷い	
328	看護師	でも，仕事ですよね。	仕事への配慮		R
329	患者	あ，でも，		F：時間的都合の検討	
330	看護師	朝は大丈夫。	時間的猶予の確認		A
331	患者	そうなんです。なので，でも，予約してないから待たされるかな。		F：午前中なら受診が可能かもしれない	
332	看護師	職場がちょっとね，遅れるかもしれないっていうので，			
333	患者	それはちょっとできないかな。			
334	看護師	難しい。10時からでしたっけ。			
335	患者	職場ですか。			
336	看護師	うん。			
337	患者	12時からです。			
338	看護師	12時から。……朝一で行って，	仕事に間に合うような受診の仕方の提案		
339	患者	行って，ちょっと待ちそうか聞いてみて，			
340	看護師	うん，看護師さんに聞いて，いまのことを言ったほうがいいですね。そうじゃないと，普通の診療だと思うと待たされちゃうから。	受診時の対応の説明		R
341	患者	ああ。			
342	看護師	それで，あの，11時までにはここを出たいんですけど，無理だったら，またね。			
343	患者	帰る。			
344	看護師	電話しますとかね。	他の方法の提案		R
345	患者	うん，そうですね。そうですね。うん，金曜日もいる先生なので，もしあれだったら予約をちょっと変更してもいいので，		FS：予約を変更してもらう手段の検討	

E　フォーカシングからわかるコミュニケーション技術

場面4 (つづき)

発話者		発話	看護師の言動・行動	患者の言動・行動	看護師の技法
346	看護師	うん，そうですね。	肯定的支持		R
347	患者	うん，そうですかね。ちょっと，早めに薬を減らしてみた方がいいかもしれないですね。		F：早めに減薬してもらいたいという意思表示	
348	看護師	うん。	肯定的うなづき		R
349	患者	うん。		F：自己の思いの再認識	
350	看護師	自分で減らすとちょっと心配だから，ちゃんと診ていただいて，	減薬のための診察の必要性を伝える		R
351	患者	うーん，そうですね。やっぱり，ちょっと少しずつ減らしていかないとっていう感じなんですよね。		F：減薬方法に対する質問	
352	看護師	うん。			R
353	患者	うん			
354	看護師	まあ，ちょっと，半分くらいにすることはできると思うんですけども。			R
355	患者	うーん。それで，自分がどこまで，どうなるかはわからないんですよね。		F：減薬と自己の変化に対する不安	
356	看護師	うん。			R
357	患者	それがちょっと怖いかなっというのは。		F：減薬と自己の変化に対する不安	
358	看護師	うん。ちょっと，薬で気持ちをね，あげているところがあるから。	うなづき。不安の受け止めと薬の作用の説明		R
359	患者	うん。うん。うーん。			
360	看護師	いま，十分に睡眠をとっているんでしょうけど，でも，ちょっと気をつけて，あの，いままでよりもちょっと気をつけて，残念ながらあんまり人と会うのは止めといて，まだ，治療中なんで，これ，うんと活動すると	睡眠と活動のバランスの大切さ		R
361	患者	うん，うん，うん。そうですね。			
362	看護師	そのあと，がくんと，			R
363	患者	反応が，			
364	看護師	ええ，くる可能性があるので			R
365	患者	うん，うん，うーん，			
366	看護師	我慢する，とにかく我慢する，なんですよ。気持ちがあがっちゃうと，ふふふ。	ユーモアを交えながら我慢の大切さを説明		R

場面4 （つづき）

	発話者	発話	看護師の言動・行動	患者の言動・行動	看護師の技法
367	患者	うん，うん，うん，うーん。物欲もですかね。		F：物欲も我慢したほうが良いのかという疑問	
368	看護師	……食べる方もねー。	食欲のコントロールにも我慢が必要		R
369	患者	ははは。			
370	看護師	やっぱり，食べる物を考えて，食べてはいけないとは言いませんけど，こっちじゃなくて，こっちっていうね。ふふふ。	ユーモアを交えながら我慢の大切さを説明		
371	患者	ねー。ふふふふ。そうですね。		FS：我慢することの理解を笑いを交えて返答	
372	看護師	とか，やっぱり，半分とか。3分の2とか。			R
373	患者	（大きく，何度もうなずく）そうですね。		F：必要性の実感	
374	看護師	まあ，お正月だから，ちょっとしょうがないっていうのもありますねどね。	患者を責めない態度		R
375	患者	いやいやいや，お正月だからじゃないです。おもち食べてないので。ふふふ。		F：季節の影響は受けていないという振り返り	
376	看護師	ふふふ。2kgくらいはしょうがないけどね。お正月はね。	患者を責めない態度		R
377	患者	あー。			
378	看護師	でも，そんなんじゃないんでしょ。	患者に自問を促すアスキング		A

Ⅲ 臨床での応用

　本研究の結果が臨床にどのような示唆をもたらすかについて考える。在宅看護における患者との関わりを例に挙げる。

　70歳男性。5年前に脳梗塞（ラクナ梗塞）発症。2カ月間入院して点滴とリハビリテーションを受け退院。左上肢に軽度のしびれが残ったが，単身生活をしていた。その後，食欲不振・意欲低下・希死念慮が出現し，うつ病の治療目的で2年間入院後，1年グループホームへ入居。土地勘のある地元で単身生活を送りたいという強い思いがあり，グループホームを退所。診察に同行した生活支援センター職員より，入浴をしていない様子があるとの連絡があり，訪問看護が導入になる。現在，単身生活2カ月目。精神障

害者保健福祉手帳1級。障害支援区分居3。居宅支援サービスは週1回のヘルパー（買い物・調理）を利用中。

［初回訪問時の利用者と訪問看護師の対話］

患　者：すいません。いくら説得されてもお風呂はもう無理なんです。

看護師：説得（R：リフレクション）。そうですか，Aさんは私たちが説得に来たと思われているんですね（A：アスキング）。

患　者：違うんですか。ホームのときはお風呂入らないと叱られたりしたから。

看護師：そうでしたか。叱ったりはしません。我々はAさんの味方です。Aさんの困っていることを教えていただきたくて伺いました。Aさん，何か変な感じがありませんか？　お風呂のことで（A：アスキング）。

患　者：困ってないですよ。変な感じは……（F：フェルトセンス）。僕はただ，ただ怖いんですよ。あの空間が。

看護師：怖い。そうですか。何か怖い思いをされた？　あの空間とは？

患　者：浴室です。あそこはおっかない（腰をさすりながら話をしている）。

看護師：そうでしたか（R：リフレクション）。もしよかったら，一緒にそこを見させてもらってもよいですか。それと，Aさんは先程から腰をさすってらっしゃいますが，腰がお辛いんじゃないですか？（A：アスキング）

患　者：腰ね，最近良く痛むんです。年ですかねぇ。お風呂に入れって強制されないならいいですよ（FS：フェルトシフト）。〈浴室を確認〉

看護師：Aさん，浴槽が深くて入るの大変じゃありません？

患　者：大変ですよ。つかまるところもないですしね。試験外泊のときにスタッフに使い方を教えてもらっただけで，実は怖くて1回しか入っていません。なんか男のくせにかっこう悪くってすいません。

看護師：そうでしたか（R：リフレクション）。それは大変でしたね。

　A氏は，入居後に1度だけ自力での入浴に挑戦してみたが，なかなか浴槽から出られなかったと語り，最近は腰痛もあり，入浴が余計に面倒くさくいるということであった。訪問看護師は，A氏の現状の支援内容に対し，年齢的にも障害支援から高齢支援への支援移行時期にあると判断し，主治医の方針を確認後，地域包括支援センターへ連絡し，ケアマネジャーと連携して支援の再検討を行った。また，A氏は浴室の手すりの設置改修工事終了まで，生活支援センターで入浴することになった。

　訪問看護師は患者との関わりの中で，患者が示す非言語的なサインに気づき，その意味の理解を患者とともに相互的に行っている。事例の場合，訪問看護師はA氏に味方であることを伝えた上で，何か変な感じはないかと尋ねている（A：アスキング）。また，A氏が挙げた恐怖という感情（F：フェルトセンス）に対して，腰をさする患者のサインを絡め，再度質問している。すると，A氏は浴室を見せることを了解するとともに，隠していた

身体の変調（腰痛）を表現している。

　このように，フォーカシングの技法を用いて，患者と訪問看護師が向き合うときに，患者は訪問看護師の受容的で寄り添う姿勢（リフレクション）での傾聴によって，より自身について語りやすい心地よい感じを受け，その語りが患者と訪問看護師のリレーション（信頼関係）の深まりにつながるのではないかといえる。

●●●● 柳田崇姉・川野雅資

[参考文献]

1）Gendlin ET, 村山正治・他訳：フォーカシング. 福村出版，1982.
2）伊藤義美編著：フォーカシングの展開. ナカニシヤ出版，2005.
3）池見陽編著：傾聴・心理臨床学アップデートとフォーカシング—感じる・話す・聴くの基本. ナカニシヤ出版，2016.
4）池見陽：僕のフォーカシング＝カウンセリング—ひとときの生を言い表す. 創元社，2010.
5）A・W・コーネル, 村瀬孝雄監訳, 大澤美枝子・他訳：新装版 フォーカシング入門マニュアル / ガイド・マニュアル. 金剛出版，2014.
6）Gendlin ET, 池見陽著・訳：セラピープロセスの小さな一歩—フォーカシングからの人間理解. 金剛出版，1999.

F　RIAS分析からわかるコミュニケーション技術

> **POINT**
> - RIASは，欧米を中心に汎用されている診療場面のコミュニケーションを量的に分析するツールである。
> - 本項では実際の面接場面をRIASで分析し，その結果から看護師のコミュニケーションの特徴について考察することを通して，具体的なRIAS分析について紹介する。

I　RIASという分析方法

1　RIASとは何か

　医療の場でのコミュニケーションを分析する方法の1つに，Roter Interaction Analysis System（RIAS）がある[1]。RIASは，1977年にアメリカのJohns Hopkins大学のDebra Roter教授が開発したツールで，診療場面における2者間（看護師-患者など）や3者間（看護師-医師-患者など）のコミュニケーションを機能の観点からカテゴリー化し，結果を量的に表すことによって，コミュニケーションの特徴を客観的，体系的にとらえようとする方法である。

　RIASを用いた研究は，開発国のアメリカだけでなく，オランダ，イギリスなどヨーロッパ，日本，韓国，台湾などアジア，エジプト，ケニアなどアフリカ，メキシコ，ホンデュラスなどラテン・アメリカ諸国で行われており，2017年4月時点で370本以上の研究論文が発表されている[2]。初期の頃はプライマリ・ケア領域を対象とした研究が多かったが，現在は小児科，産婦人科，精神科，がん診療などの領域でも行われている。対象となる医療者も，医師から看護師，歯科医師，薬剤師，獣医師へと広がっている。さらに研究目的も，コミュニケーション・パターンの分析から，医療者や学生に対するコミュニケーション教育や評価のためのツールへと広がりを増している。日本でもRIASを用いた研究に対するニーズが高まる中，2006年に「RIAS研究会日本支部（RIAS Japan）」[3]が発足し，日本語翻訳マニュアル[4]の出版や，RIASコーダー養成のためのトレーニング・ワークショップを行っている。

② RIAS の分析方法

　RIAS では，分析にあたり，まず診療場面のコミュニケーションを「発話（utterance）」と呼ぶ単位に分割する。発話は，「カテゴリーに分類することが可能で，分割できる最小単位」と定義されている [4]。例えば下の例では「/」で区切った部分が 1 つの発話になる。

　　［例 1］
　　看護師：お仕事の方はいかがですか？ /
　　患　者：最近すごく忙しくなってしまって /
　　看護師：はい /
　　患　者：毎日体がしんどくて / 気持ちも元気じゃないというか… /
　　看護師：お辛そうですね /

　次に，各発話を，41 あるカテゴリーのいずれか 1 つに分類する（コーディング）。カテゴリーは，医療者と患者が良好な関係を構築することを主眼とする「社会情緒的カテゴリー」（社交的会話，笑い・冗談，同意・理解，あいづち，共感，承認・誉めなど）と，診断や治療といった診療業務を目的とする「業務的カテゴリー」（情報提供，助言，情報収集，理解の確認など）に大別される。診療場面のコミュニケーションは，究極的には全て診療を目的として行うものではあるが，その中に少しでも情緒的なメッセージが込められているものは「社会情緒的カテゴリー」に分類する。
　表 1 にオリジナルの RIAS カテゴリーを示す。
　［例 1］の会話をカテゴリーに分類すると，以下のようになる（（　）内はカテゴリー名）。

　　［例 1］
　　看護師：お仕事の方はいかがですか？（開いた質問 – 生活習慣）/
　　患　者：最近すごく忙しくなってしまって（情報提供 – 生活習慣）/
　　看護師：はい（あいづち）/
　　患　者：毎日身体がしんどくて（情報提供 – 医学的状態）/
　　　　　　気持ちも元気じゃないというか（情報提供 – 心理社会的なこと）/
　　看護師：お辛そうですね（共感）/

　コーディングが終わると，カテゴリーごとの「発話の頻度（frequency）」と「会話の流れ（sequence）」という 2 つの結果が自動的に算出されるが，ほとんどの研究が頻度の結果を用いている。以上の手順を統計分析に必要な会話数について行い，研究目的に応じた分析を行う。

第 6 章

さまざまな分析方法からわかる看護師のコミュニケーション技術

F　RIAS 分析からわかるコミュニケーション技術　155

表1 オリジナルの RIAS カテゴリー

社会情緒的カテゴリー	
【Personal】個人的なコメント・社交的会話	【Remediation】謝罪・関係修復
【Laughs】笑い・冗談	【Empathy】共感
【Approve】相手への直接的な承認・誉め	【Legit】正当性の承認
【Comp】相手以外への承認・誉め	【Concern】不安・心配
【Disapprove】相手への直接的な非同意・批判	【R/O】安心・励まし
【Crit】相手以外への非同意・批判	【?Reassure】安心・励ましの要請
【Agree】同意・理解	【Partner】パートナーシップ（医師のみ）
【BC】あいづち	【Sdis】自己開示（医師のみ）

業務的カテゴリー	
＜情報提供＞	＜助言・指示＞（医療者のみ）
【Gives-Med】医学的状態	【C-Med/Thera】医学的状態・治療方法
【Gives-Thera】治療方法	【C-L/S-P/S】生活習慣・心理社会的なこと
【Gives-L/S】生活習慣	
【Gives-P/S】心理社会的なこと	
【Gives-Other】その他	

＜情報収集＞	
開いた質問	閉じた質問
【?Med】医学的状態	【[?]Med】医学的状態
【?Thera】治療方法	【[?]Thera】治療方法
【?L/S】生活習慣	【[?]L/S】生活習慣
【?P/S】心理社会的なこと	【[?]P/S】心理社会的なこと
【?Other】その他	【[?]Other】その他

＜プロセス＞	
【Orient】指示・方向づけ	【?Opinion】意見の要請（医師のみ）
【Check】理解の確認	【?Permission】許可の要請（医師のみ）
【?Understand】相手の理解の確認	【Trans】接続語・移行の合図
【?Bid】繰り返しの要請	【?Service】サービスや薬の要請（患者のみ）

③ RIAS の長所

RIAS が医療コミュニケーション研究において多用されている背景には，RIAS の長所がある。第一に実用的であるという点である。RIAS では，診療場面のコミュニケーションを録画または録音したものをコンピュータ上で直接コーディングするため，多くのコミュニケーション分析方法とは異なり，トランスクリプトを作成する必要がない。このため，分析に要する時間が録画 / 録音時間の約 2 ～ 3 倍と短時間ですむ。

第二に適応性である。RIAS では，医療者の属性の変更（例：医師を看護師に），参加者の人数の増減（例：患者 1 名を患者と付添者の 2 名に），カテゴリーの増減（例：「同意・理解」と「あいづち」の違いに関心がない場合は，「同意・あいづち」のように 1 つのカテゴリーにまとめる。反対に生活習慣の中で特に「仕事」に関心がある場合は，「情報提供 −

生活習慣」を「情報提供 – 仕事」と「情報提供 – 仕事以外の生活習慣」に分割する）が容易であるため，それぞれの研究目的に応じて改変して用いることができる。

第三に信頼性，妥当性が確認されている点である。RIAS では，研究にあたって 2 名のコーダーが個別にコーディングを行い，その一致度を確認することが必要であるが，これまでのカテゴリー別一致率は平均 0.85 と高い。

最後の第四に説得性である。結果が数値として出てくるため，患者満足度などのアウトカムとの関係が見やすく，また医療者にとって改善の手掛かりをつかみやすい。

以上のような利点により，多くの医療コミュニケーション研究で RIAS を活用している。

Ⅱ RIAS によるコミュニケーションの分析例

ここでも，Aと同様に 88 頁で紹介したパニック障害患者に対する実際の面接場面の会話を RIAS で分析し，その結果から熟練看護師のコミュニケーションの特徴について考察することを通して，具体的な RIAS 分析について紹介する。

① 方法

面接場面を，あらかじめ患者の同意を得た上で録画した。その録画ビデオを，アメリカでコーダー・トレーニングを受けた筆者の一人が RIAS でコーディングした。RIAS では，2 名のコーダーが個別にコーディングを行い，その一致度を見ることで信頼性を確認するのが原則であるが，本書は，RISA 分析の概要を紹介することが目的であるため，1 名でコーディングを行った。コーディングにあたり，いくつかのカテゴリーを 1 つにまとめた（例：「情報提供－医学的状態」「情報提供－治療方法」「情報提供－生活習慣」「情報提供－社会心理的なこと」を「情報提供にするなど）。コーディング終了後，出現したカテゴリーを分類し，これまでの RIAS による研究[5～6]を参考に，カテゴリーをいくつかのグループ（カテゴリー・グループ）に統合した。患者，看護師それぞれの総発話数，両者の発話割合，各カテゴリーおよびカテゴリー・グループごとの発話頻度と総発話数に対する割合を求めた。

② 結果と考察

考察は主として看護師のコミュニケーションについて行う。看護師のコミュニケーションに見られたカテゴリー・グループおよびカテゴリーと，その発話例を**表 2**に示す。ただし，患者のみに現れたカテゴリーについては，＊を付して患者の発話例を示す。

第6章 さまざまな分析方法からわかる看護師のコミュニケーション技術

表2 看護師のコミュニケーションに見られたカテゴリー・グループ，カテゴリー，発話例

カテゴリー・グループ		カテゴリー	発話例
社会情緒的カテゴリー	社交的会話	個人的なコメント・社交的会話	・「結構ね，（庭に）鳥，何種類か来るんですよ」 ・（退出時挨拶する患者に）「失礼します」
	肯定的発話	笑い・冗談	会話中の笑い
		承認・誉め	（仕事が楽しいという患者に）「ああ，それは何よりです」
		同意・あいづち	「うん」「はい」「ええ」「そうですね」「そうですか」など
		謝罪・関係修復	（咳をして）「失礼」
	否定的発話	非同意・批判	＊患者の発話例 （太っても大丈夫という看護師に）「いやー」
	感情表出の発話	共感	（熱が出たという患者に）「それは疲れが出たんですね」
		不安・心配	（薬の影響なのか活動過多になっている患者が陶芸に行くと聞いて）「うーん」
		安心・励まし	（看護師の助言に従い明日医師に相談に行くという患者に）「明日，うまくいくといいですけどね」
		安心・励ましの要請	＊患者の発話例 （過食を心配する患者に看護師が食事量を聞き，過食というほどではないと言ったところ）「あー，本当ですか」
業務的カテゴリー	患者教育	情報提供	・「ちょっとね，元気が出過ぎているのかもしれない」 ・（患者が飲んでいる）「ロフラゼプ酸エチルはそんなに強い薬ではないから」
		助言	・「もう，少し休みをいれたほうがいい，いいですね」 ・「自分で（薬を）減らすとちょっと心配だから，ちゃんと診ていただいて」
	情報収集	開いた質問	「こちらの気持ちのほうの出来事は何かありましたか？」
		閉じた質問	「お正月は忙しいんですか，お仕事？」
	パートナー関係構築の発話	理解の確認	（歯医者さんや陶芸などの予定が沢山入っているという患者に）「陶芸」
	方向付け	指示・方向づけ	＊患者の発話例 （手帳を出しながら）「ちょっと待ってください」
	その他	接続語・移行の合図	（退職後の保険についての話の中でカレンダーを見ながら）「退職したのが…」

　カテゴリー・グループ，カテゴリーごとの発話頻度および総発話数に対する割合を求めたところ，**表3**のようになった。

　以上の結果から，本研究の看護師のコミュニケーションに見られた特徴について，これまでの研究—Cruzらによる精神科医とうつ病患者の薬物相談の会話84例のRIAS分析[5]，野呂らによる本研究と同じ看護師とうつ病および統合失調症患者とのカウンセリング3例のRIAS分析[6]，および精神科以外の領域の診療におけるコミュニケーション・パターンを分析した研究のRoterらによるレビュー論文[7]—と比較しながら考察する。

表3 カテゴリー・グループおよびカテゴリーごとの発話頻度

カテゴリー・グループ	カテゴリー	看護師		患者	
		カテゴリー・グループ	カテゴリー	カテゴリー・グループ	カテゴリー
社会情緒的カテゴリー 社交的会話	個人的なコメント・社交的会話	40 (5.3)	40 (5.3)	45 (5.9)	45 (5.9)
肯定的発話	笑い・冗談	446 (59.6)	52 (7.0)	287 (37.5)	76 (9.9)
	承認・誉め		9 (1.2)		8 (1.0)
	同意・あいづち		384 (51.3)		202 (26.4)
	謝罪・関係修復		1 (0.1)		1 (0.1)
否定的発話	非同意・批判	0 (0.0)	0 (0.0)	9 (1.2)	9 (1.2)
感情表出の発話	共感	26 (3.5)	18 (2.4)	25 (3.3)	0 (0.0)
	不安・心配		4 (0.5)		20 (2.6)
	安心・励まし		4 (0.5)		3 (0.4)
	安心・励ましの要請		0 (0.0)		2 (0.3)
社会情緒的カテゴリー発話量		512 (68.4)		366 (47.8)	
業務的カテゴリー 患者教育	情報提供	121 (16.2)	67 (9.0)	297 (38.8)	297 (38.8)
	助言		54 (7.2)		—
情報収集	開いた質問	61 (8.2)	12 (1.6)	16 (2.1)	1 (0.1)
	閉じた質問		49 (6.6)		15 (2.0)
パートナー関係構築の発話	理解の確認	44 (5.9)	44 (5.9)	26 (3.4)	26 (3.4)
方向付け	指示・方向づけ	0 (0.0)	0 (0.0)	1 (0.1)	1 (0.1)
その他	接続語・移行の合図	10 (1.3)	10 (1.3)	59 (7.7)	59 (7.7)
業務的カテゴリー発話量		236 (31.6)		399 (52.2)	
総発話量		748 (100)		765 (100)	
看護師 / 患者発話割合		49.4		50.6	

＊（ ）内は総発話数に対する割合（％）

1）看護師と患者の総発話量の割合

　まず，看護師，患者の総発話量を見ると，それぞれ 748 発話（49.4％），765 発話（50.6％）で，ほぼ等しかった。つまり，本研究の看護師は，患者とほぼ同程度の量の発話を行っていた。この結果は，精神科領域を対象とした Cruz ら[5]や野呂ら[6]の結果と一致したが，精神科以外の領域を対象とした研究の結果とは異なっていた。Roter らのレビューによると，精神科以外の領域の診療では，医師の総発話量は平均約 60％で，ほぼすべての診療において医師が患者より多く話をしていた[7]。

2）看護師の社会情緒的カテゴリーの発話と業務的カテゴリーの発話の割合

　次に，看護師の発話内容を見ると，業務的カテゴリーの発話（31.6％）より社会情緒的カテゴリーの発話（68.4％）の方が 2 倍以上多かった。Ⅰで述べたように，業務的カテゴリーは治療や診断といった診療を進めることを目的とする発話であり，社会情緒的カテゴ

リーは良好な人間関係を構築することに焦点がある発話である。看護師の発話が後者の方が2倍以上多かったことから，本研究の看護師は会話において，診療を進めること以上に**患者との関係を築くことに多くの時間を割いていた**と考えられる。

この結果は野呂らとは類似していたが[6]，Cruzらでは社会情緒的カテゴリーの発話（23%）より業務的カテゴリーの発話（77%）の方が多かった[5]。また，精神科以外の領域においては，業務的カテゴリーの発話の方が多かった[7]。

3）看護師の社会情緒的カテゴリーの発話

さらに，看護師の社会情緒的カテゴリーの発話のうち，「肯定的発話」が特に多く，全体の60%近くを占めていた。また，そのほとんどが【同意・あいづち】（51.3%）であった。［例2］のように，看護師は患者の話を聞きながら頻繁に相づちをうつことで，「聴いている」「続けて」というメッセージを患者に送り，話が一段落すると「うん」「はい」などの言葉で理解や同意を表現していた。このように，本場面において看護師は，「肯定的発話」，特に相手の話を聴いて受け止めていることを示す発話を多く行っていた。この結果も，野呂ら[6]やCruzら[5]と類似していた。

［例2］
患　者：それまで一緒だった，他の先輩方，職員さんだったら，大丈夫なんですけど，
看護師：
患　者：それ以外の人とは，あんまり会いたくないかなーとは，思います
看護師：

4）看護師の業務的カテゴリーの発話

最後に，看護師の業務的カテゴリーの中では「患者教育」（16.2%），すなわち【情報提供】（9.0%）や【助言】（7.2%）の発話が多かった。［例3］は，友達と会う回数が増え，食欲や買い物への欲求も増しているとの患者の話を聞いた看護師が，それは現在服用している薬の副作用で良くない徴候である可能性があることを患者に伝え，理解してもらおうとしている場面である。

［例3］
患　者：やっぱり，私が欲深くなっているだけですかね
看護師：ちょっと，出ちゃうんでしょうね，欲求がね（情報提供）
患　者：うーん
看護師：たぶんそれが，買い物にも出ちゃっているのかもしれない（情報提供）
患　者：うーん

看護師：ちょっとね，元気が出過ぎているのかもしれない（情報提供）

　　　　そんな感じはないですか？（閉じた質問）

患　者：ああー

　その後［例4］では，薬の量を減らすために，次回の来院予約を待たずに明日医師に連絡し相談するようにとの助言を患者に行っている。

［例4］

看護師：（次回の予約日である）○○日まで待たずに，先生に連絡，電話でもいいので（助言）

患　者：うーん。

看護師：たぶん，明日，△日は火曜日だから明日先生いらっしゃるんじゃないかな（情報提供）

患　者：ああー，明日私が仕事なんですよ。

看護師：うん，電話でも（いいから）（助言）

患　者：ああ，うん，うん。

看護師：「ちょっと，いま，元気が出過ぎているとか，予定を詰め過ぎているとか，食べ過ぎているとか，買い物したくなっている，ですけれど，ちょっと，前までの事情と違うんですけど」っていうふうに電話で言ってみてください（助言）

　このように，本研究の看護師は，患者との関係を構築する会話を多く行いながらも，患者の問題を情報として伝え，それに対処するための助言を行っていた。野呂らによる同じ看護師の3例のカウンセリング場面の分析では，「患者教育」の発話の割合は5.0％〜10.3％で，本研究の方が多かった[6]。これは，本研究の場面が，薬の影響により気分が高揚し活動過多になっている様子の患者に対し，看護師がその問題を指摘し，薬を変えるよう精神科医に求めることを助言する場面であったことが影響したと考えられる。なお，Roterらによると，精神科以外の領域における医師の「患者教育」の発話の割合は平均35.3％で[7]，本研究より多かった。

Ⅲ　まとめ−看護師のコミュニケーションの特徴

　RIAS分析の結果，本研究の看護師のコミュニケーションの特徴として，以上の点が見られた。特に，精神科以外の領域における医師のコミュニケーションの特徴[7]と異なる点が

F　RIAS分析からわかるコミュニケーション技術　**161**

多かったが，それは精神科領域とプライマリ・ケアなどの精神科以外の領域では，診療会話の目的が異なることを反映していると考えらえる。プライマリ・ケアなどの領域では，診療の会話において患者との関係を構築することも重要ではあるが，第一の目的は診断，治療であるため，必然的に医療者の発話には「情報収集」「患者教育」などの業務的カテゴリーの発話が多くなる。

一方，精神看護の会話の場合は，患者が看護師に「信頼感と安心感をいだき，拒絶されることへのおそれを感じることなく，自分のかかえているきがかりや心配・悩みを表現できるような関係」[8] を構築し，それを土台として，「患者の苦しみを軽減し，対人関係を発展させ，社会生活に参与する力を高められるよう援助すること」[8] が目的であり，患者との信頼関係を築くことにより大きな比重がある。この結果，患者と良好な関係を築くための発話である社会情緒的カテゴリーの発話が多くなり，またそのような関係を築けた場合には，患者も今の状態や気持ちを言葉にしやすくなることで発話量が増えることが考えられる。しかし，同じ精神科領域であっても，本研究の結果と Cruz ら [5]，野呂ら [6] の結果では異なる点も見られたことから，精神看護のコミュニケーションパターンを単純に一般化することは危険である。

そこには医療者の属性（医師か看護師か），場面（診療場面か面接場面か），会話内容（患者の話を傾聴することが中心か問題解決が必要か）などの要因が影響している可能性が考えられるため，より詳細な検討が必要である。

Ⅳ 臨床での応用

本研究の結果は臨床にどのような示唆を与えるのであろうか。看護師と患者の総発話量の割合，および看護師の社会情緒的カテゴリーの発話と業務的カテゴリーの発話の割合の結果から考える。

まず，本研究の看護師の発話の割合は患者とほぼ同程度であった。看護師が話しすぎたり，情報収集に意識を向け過ぎるあまり【閉じた質問】で短い答えを求めるばかりであると，看護師の発話量が患者より多くなる。これでは，自分の話を十分に聞いてもらえなかったと感じる患者もいるかもしれない。看護師は【開いた質問】などを用いることで，**患者が自己表現をしやすいように問いかけ，患者と同定度の発話量になるような会話を行うように意識する**ことが役に立つであろう。

次に，看護師の社会情緒的カテゴリーの発話が業務的カテゴリーの発話より2倍以上多かった点である。看護の領域では，バイタルサインや患者の痛みなどの状態，食事量，睡眠状態を問いかけて確認するなど，患者の状態を把握するための「情報収集」が必須である。「情報収集」は業務的カテゴリーに含まれることから，看護の領域においても業務的カテゴリーの発話は重要であり，優先順位が高い。

しかしながら，「情報収集」にとらわれ過ぎず，社会情緒的カテゴリーに属する**「社交**

的会話」「肯定的発話」「感情表出の発話」などを会話の中に取り入れることが重要である。例えば，❶入室時に「○○さん，おはようございます。今日担当させていただく△△です。宜しくお願いします」と，患者の状態に合わせた声のトーンや，距離を意識ながら挨拶をするといった【社交的会話】から会話を始めること，❷患者の状態，睡眠や食事量などの「情報収集」の会話の間に，「痛みが続いていますか」「それはお辛かったでしょうね」「良く寝られたのですね，安心しました」などの【不安・心配】【共感】【安心・励まし】などの「感情表出の発話」を取り入れながら会話をすること，❸バイタルサインを測定したら，その結果を患者に伝える【情報提供】の際にも，【情報提供】だけで終わらせずに，もしバイタルサインが安定した状態であれば，「お熱も出ていませんので，良かったです」と【承認・誉め】の「肯定的発話」を行うことなどが考えられる。

おわりに

　ここでは一例ではあるが，精神看護師と患者の会話をRIASで分析し，そこから看護師のコミュニケーションの特徴について考察することを試みた。その結果，看護師は患者と同程度会話に参加し，情報提供や助言などの治療に関わる会話も行いつつも，それ以上に患者の話を受けとめ信頼関係を築く発話を多く行っているとの特徴がわかった。このように，医療の現場でのコミュニケーションの特徴を量の面から実証的に示すところにRIASの意義がある。一方で，会話の流れや状況が分析に反映されにくいなどの弱点がRIASには指摘されている。

　精神看護の領域では，すでに質的方法などにより多くの知見が生み出されているが，RIASを用いた量的研究，あるいはRIASと質的方法を組み合わせた研究により，この領域のコミュニケーション研究の進展に貢献できる可能性があると考える。今後は，この分野のRIASによる研究例を重ねることで，精神看護のコミュニケーションのより詳細な特徴を明らかにし，臨床への応用を広げることが求められている。

● ● ● 野呂幾久子・川野雅資

[参考文献]
1) Roter D & Larson S: The Roter interaction analysis system（RIAS）: utility and flexibility for analysis of medical interactions. Patient Educ Couns 46（4）: 243-251, 2002.
2) RIAS Works. http://www.riasworks.com/（2017年2月10日アクセス）
3) RIAS研究会日本支部. http://rias.jpn.org（2017年2月10日アクセス）
4) 野呂幾久子, 阿部恵子, 石川ひろの: 医療コミュニケーション分析の方法― The Roter Method of Interaction Process Analysis System（RIAS）, 第2版. 三恵社, 2011.
5) Cruz M, Roter DL, Cruz RF, et al: Psychiatrist-patient verbal and nonverbal communications during split-treatment appointments. Psychiatr Serv 62（11）: 1361-1368, 2011.
6) 野呂幾久子, 川野雅資: うつ病および統合失調症患者と看護師の会話のRIASによる分析. 精神看護におけるディスコース分析研究会誌 2: 25-35, 2014.
7) Roter DL, Hall JA, Katz NR: Patient-physician communication: a descriptive summary of the literature. Patient Educ Couns 12: 99-119, 1988.
8) 川野雅資編著: 精神看護臨地実習. 医学書院, 2005, p3.

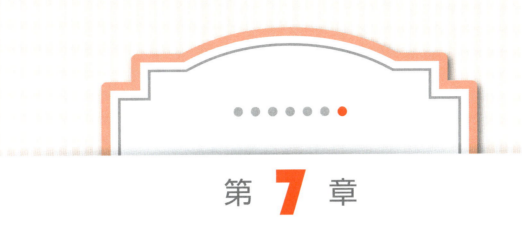

第 7 章

熟練看護師による
コミュニケーション

本章のポイント

本章では熟練看護師の会話を検討する。熟練看護師が必要なのは，困難な状態の患者と家族や危機的な状態の患者や家族との会話になるだろう。看護師は，特定の理論的背景（例えば，精神分析理論，実存主義的精神療法，あるいは来談者中心精神療法など）や特定の技法（例えば，認知行動療法，認知療法，そして危機介入など）だけに固執せず，そのときに必要な会話をするであろう。そういう意味で，多様な理論的背景と技法を学習している必要がある。

看護師は，中立的な立場で患者の語りを聴いて，情報や知識を得ているのではない。看護師は，自分の思考，感情，そして態度を通して聴いているのである。すなわち個々の看護師のレンズを通して聴いているのである。看護師の態度について，ポーター（Porter）の考えが参考になる。

ポーターは，その著書のはじめで，カウンセリングを学ぶには，大きくカウンセラーの態度とカウンセリングの技術に関する2つの事柄で成り立っている[1]，と述べている。このことは，看護師がコミュニケーションを学ぶことでも同一である。そしてポーターは，書籍全体で，カウンセリングの事例（場面）を基に，回答によってカウンセラーの基本的な態度は5つに分けられる，としている。その5つの態度とは**表1**の通りである[2]。

この5つの態度類型は，コミュニケーションをとるときの看護師の態度とも重なるものである。このような看護師の態度から表れる言動によって，患者は，自分自身の思考を客観的に知ることになる。さらに対話的補助具という看護師との会話が精神療法的介入になり，患者は自分が体験している症状に気づき，その結果，必要な支援を求める力，そして病気にかかわる影響を理解できることになる[3]のである。

このような5つの態度類型をそのときに必要な会話によって態度を使い分ける必要があ

表1 基本的態度

❶ E-Evaluative （評価的態度）	カウンセラーは，良い，適切，効果的，正しい，と比較的判断を下す対応で，クライアントがとるべき行動を大なり小なり示す態度である。
❷ I-Interpretive （解釈的態度）	カウンセラーは，クライアントに教えるあるいは意味を伝えることを意図する対応で，クライアントはどのように考えるかを大なり小なり示す態度である。
❸ S-Supportive （支援的態度）	カウンセラーは，クライアントの激しい感情を軽減し，平静を保つことを意図し，クライアントがそのように感じる必要がなくなるように何らかの対応をとる態度である。
❹ P-Probing （調査的態度）	カウンセラーの意図は，さらなる情報を探索し，ある流れに沿ってさらに話し合いを深めるために問いかけるもので，クライアントが，生産的にある点に関してさらに発展させる，あるいは検討することを何らかの方法で導く態度である。
❺ U-Understanding （理解的態度）	カウンセラーの意図は，クライアントの「発言」，そのことに対するクライアントの「気持ち」，そのことがクライアントにどう「影響」しているか，そのことをクライアントはどう「見ている」かを，カウンセラーが正確に理解しているかをクライアントに適切に尋ねる態度である。

る。例えば，厳密な調査的態度から理解的態度に移行する，また理解的態度から評価的態度に移行するとか，というようにである。重要なのは，今自分はどのような態度をとっているのか，という自己を客観視する視点，すなわちメタ認知を醸成することである。

　もう1つ重要なことは，さまざまな態度類型と技法を使いながら，対象者が語れる，ということである。対象者は，自分の体験を語ることを通して，内に秘めていたことを吐き出す（カタルシス）ことで心が軽くなる，語ることで語りながら自分の課題に気づく，語ることで解決策を自分で見いだすことができるからである。

　語ることには，外在的な語りと内在的な語りがある[4]。外在的な語りは，例えば，吐き気がする，というときは消化機能が十分に活動していない状態を表現しているものである。内在的な語りで，吐き気がする，というときは，ある文脈の中で語っているもので，例えば，目の前で起こっている事柄に対して不快な反応をしていることを象徴的に表現したものである。多くは，口を斜めに開けるとか，手のひらを上にして前に動かす動作をする，というように非言語的な表現を同時に行う。

　対象者は，このように自分の中に生じている現象を外在的にも内在的にも表現する。そして，これらの表現を通して，自分の課題に気づき，自分の希望を言葉にして表現することが可能になる。語ることを通して対象者は，深く回復に向かい，それまではもちえなかった考えや対処行動を表現するようになる。

　看護師が，対象者の話を聴くということは，語る人が自己変容に向かうことを作り出すものである。対象者が歩む回復の過程は，段階的である。対象者は，その過程に沿って，現在の気持ちや考えを表現することを通して，次の回復の段階に進んでいく。看護師は，対象者に語ってもらい，語ることが回復に向かうことを理解して，対話を重ねることである。

　本章では，それらの具体的な例を5つ紹介する。

［文献］

1）Porter EH: An Introducing To therapeutic Counseling. Houghton Miffilin Company, Boston, 1950, p2.
2）前掲書1, p201.
3）加藤敏：統合失調症の語りと傾聴－EBMからNBMへ. 金剛出版，2005, p254.
4）スティーヴン・M・シルヴァースタイン，ウィリアム・D・スポルディング，アンソニー・A・メンディット著，貝谷久宣・他監，岸本年史監訳：エビデンス・ベイスト心理療法シリーズ4　統合失調症. 金剛出版，2014, p64.

A 人工透析に気がすすまない患者との コミュニケーション

▶ **POINT**

・人工透析を受ける患者との会話では，①患者の気持ちが不安定になったときに看護師が患者の気持ちを確認する，②患者に気持ちを話すきっかけをつくる，③看護師が患者の言葉からその気持ちや考えを想像し，相づちを打ちながら聞く，④看護師は患者の思いを当然と思い，そのような思いを抱かざるをえない患者の立場を代弁し要望を尋ねる，そして⑤看護師は患者の要望を了解したことを伝え，さらに，⑥問題解決に患者が自己決定することである。

はじめに

腎臓は，大きく❶老廃物の排出，❷身体の水分量やさまざまな成分量の調整，そして❸赤血球および血圧調整ホルモンの生成を行う機能をもつ。人工透析は，腎不全などで腎機能が衰退し保存療法だけでは是正できず，日常生活が困難になり，時には生命の維持が困難な場合に行う血液浄化療法の一種である。人工透析患者は，腎移植をしなければ透析からの脱却は望めないが，その機会は極めて少ない[1]。

日本透析医学会の調査[2]によると，人工透析を行っている患者は 2015 年 12 月現在 32 万 4,986 人で，前年度より 4,538 人増加している。人口 100 万人あたりの透析患者数は約 2,592 人で，前年度より 75 人増加し，日本の全人口に占める透析患者数の割合は，およそ 386 人に対して 1 人に相当する。

人工透析をはじめた原因の 1 位は糖尿病腎症（全体の 43.7% にあたる 1 万 6,072 人）で，2 位が慢性糸球体腎炎（16.9%），3 位が腎硬化症（14.2%），そして 4 位が不明（12.2%）と続いている。

現在，透析療法を受けている患者のうち，原疾患をみてみると，最も多いのが糖尿病腎症（38.4%）で，次が慢性糸球体腎炎（29.8%）である（2015 年 12 月 31 日現在）。糖尿病腎症患者の占める割合は，1998 年に人工透析導入原疾患の第 1 位となってから上昇を続けており，年を経るごとに慢性糸球体腎炎との差が大きくなっている。

透析には血液透析と腹膜透析がある。血液透析を行う前に，患者から血液を継続的にとりだし，再び体内に戻すためにブラッドアクセス（シャント）を作成する。血液透析患者は，平均年齢が 65 歳を超え，糖尿病腎症の割合が増加し，導入年齢の高齢化，長期生存と合併症の多様化という状況にあり[3]，生涯にわたり頻回な治療を継続して受けなければならず，

活動の制限，ボディイメージの変化，経済的な問題[4]，食事や水分の制限，透析による時間的拘束，合併症の苦痛などから反応性精神症状を呈し，一般人口よりも抑うつが多い[1]。

　人工透析を受ける患者は，人工透析に対する否定的感情の中に，気持ちでは透析患者になりきれていないのに身体の方は透析患者なってしまった状態が存在し，心と身体の解離がある状態にある[4]。そして，長い透析治療の間に気持ちが変化していくことは理解できることである。

　このような心理的段階は，戸惑いと絶望，拒否と抵抗の「混乱」，肯定的な受け止め，調整的な受け止め，生きるための建設的な対処への「変化」，そして適応の努力と揺らぎ，プラス思考への転換，透析との共生の「共存」という経過を経て展開する[1]。患者が抱いている気持ちについて「これまでの私が崩れていく気持ち」「私を保ちたい気持ち」「私を立て直したいとする気持ち」「私を取り戻したい気持ち」「新たな私を見いだしたい気持ち」の5つのカテゴリを見いだした森田は，気持ちは，①気持ちを引き起こす出来事，②私らしさの在り様，および③感覚的経験という要素から成り立っていることを明らかにした[5]。

》》 人工透析を受ける患者との会話の特徴・留意点

　透析室という特殊な環境では，医療者が患者に陰性の逆転移感情をもちやすい[3]。そうなると，患者も医療者の言動に対して敏感になる。血液透析を受ける患者への看護師の会話は，まず，患者が抱く医療者に対するどのような感情（プラスの感情もマイナスの感情）も表現することを受け止める。これは，ジーン・ワトソンの10のカリタスプロセスの5番目の「自分自身とケアをする対象との深い魂の結びつきとしてよい感情とよくない感情を表現することに直面し，そして支持する」[7]ことにつながる。このようなケアリングマインドをもつことで看護師は，患者に対する陰性感情をもたない会話が可能になる。すなわち，患者の訴えをありのままに受け止め，患者が自分自身の気持ちを整理できるように努める[6]ことができる。

　患者は，陰性の感情，特に怒りを自分の中に抑圧すると抑うつ状態を呈しやすいので，陰性感情を表出することで患者の抑うつ状態を回避する手助けになる。

　また，患者の気持ちを引き起こすのにはそれなりの要因があるので，患者は自分の気持ちをもたらす出来事を語ることで，その出来事から解決に至る道筋を得ることができる。

　血液透析患者の心理は段階的に変化すること，そして血液透析患者の自己決定には，個人の尊重，適切な情報提供，選択機会の提供，健康行動の責任をもつことの奨励という自律性支援が，患者の自律的な動機づけになる[3]ことから，看護師が適切な情報提供を行い，患者の自律性を支援するコミュニケーションが重要である。

　具体的には，❶患者の気持ちが不安定になったときに看護師が患者の気持ちを確認する，❷患者に気持ちを話すきっかけをつくる，❸看護師が患者の言葉からその気持ちや考えを想像し，相づちを打ちながら聞く，❹看護師は患者の思いを当然と思い，そのような思いを抱かざるを得ない患者の立場を代弁し要望を尋ねる，そして❺看護師は患者の要望を了解したことを伝える[4]。さらに❻問題解決に患者が自己決定をする支援をすることがある。

I 事例と場面

① 事例紹介

　A氏は，60代の女性で糖尿病腎症により10年以上透析療法を受けている。大手企業に就職し，職場で知り合った男性と結婚し，結婚を機に退職してそれ以来専業主婦である。3人の子供を育て，それぞれが結婚して家庭をもち，独立して生活している。たくさんの孫とそれぞれにたびたび会っている。夫は定年退職したのちに趣味の音楽や写真などで老後の生活を楽しんでいる。

　A氏は，週3日，3時間から4時間に及ぶ透析療法を受けている。医療者は，A氏は理解力も高く，どちらかというと寡黙で積極的に透析療法を受け，この10年間ほとんど予定している透析療法を受けないことはなかったので，接しやすい患者だと感じていた。しかしながら，最近は，少し険しい表情を表すことがあり，看護師は言動に気を遣うようになってきた。

② 会話場面

　今日は，いつもよりA氏が険しいような様子で，シャントが入らずに，代わりの看護師に依頼してシャントを入れてもらった。「『痛い，痛い』と言われて余計に神経をつかって入るものも入らない。他にも入りにくい患者はいるけれどもA氏は苦手だ。どうしていいかわからない」と担当看護師が透析室のT師長に相談した。そこにちょうどリエゾン看護師（以下，O看護師）がいたので，T師長がO看護師にA氏の気持ちを聞いてほしい，と依頼があった。

　O看護師は，透析室で血液透析を受けているA氏に会いに行った場面。

場面1　透析室で血液透析を受けている A 氏との会話

	発話者	会話の内容	技術
1	O看護師	こんにちは，初めまして。私は，透析室の師長のT師長から，ちょっとAさんとお話ししてくださいって頼まれたOと申しまして，看護師なんですけども，ちょっとEさんのお話を聞かせていただきたいと思って伺ったんですけど，よろしいですか。	挨拶する
2	A氏	はい，あの，何か私のことで問題が出たんでしょうか。	
3	O看護師	ちょっと座らせていただいていいですか。えーと，問題というよりはAさんのいろいろきっとお気持ちがあるんじゃないかと思って，それを聞かせていただこうと思って伺いました。何か問題が起こってるような感じがしますか。	心地よい距離をとる，問いかけ

場面 1 （つづき）

	発話者	会話の内容	技術
4	A氏	あの，あんまり私が「痛い，痛い」って言うので，みんなが困っているのかなあとちょっと思ったんですけど。	
5	O看護師	Aさん，そんなに「痛い，痛い」って言ってらっしゃるの？	導く
6	A氏	周りの人はみんな黙って針を刺してもらっているようなんですけど，私のときだけ，なんか看護師さんがいっぱいやってきて，「大丈夫，大丈夫」って言って，手とかいっぱい押さえられて。あの，それで私が泣いたりするのも，私1人だけ泣いているような気がするんですけど。	
7	O看護師	ああ，そうですか。そこでまた私が来たから余計びっくりしちゃったでしょうね。	受け止める，代弁
8	A氏	はい。透析室では見たことない人なので誰だろうと思いました。	
9	O看護師	ええ。この病院の看護師でOと申しまして，いろんな病棟の方のところにお伺いしてるんです。	挨拶する
10	A氏	そうなんですね。	
11	O看護師	ええ。Aさんとは初めてなんですけども，先ほど申しましたように，少しご様子を聞かせていただけたらなあと思って。何かできることがあればお手伝いしたいと思っています。	許可
12	A氏	Oさん，でも，できることって言っても，透析のことわからないんですよね。わからない人にそんなことを言ったら何とかなるんでしょうか。	
13	O看護師	んーと，できることとできないことがありますので，できないことはお伝えしていきます。できることがあれば，それをAさんにお伝えして，実際できるかどうか考えたいなと思います。	看護師の自己提供
14	A氏	Oさん，でも，週に3回来て4時間寝て太い針も刺されてる者の気持ちなんか多分わからないですよね。	
15	O看護師	うーん，4時間ですか。	反復する
16	A氏	4時間です。	
17	O看護師	あー。	受け止める，導く
18	A氏	ずーっと針が入っているし，ちょっと動いただけでも痛いんです。刺すときもすごく痛いんです。	
19	O看護師	あー，さっき「痛い，痛い」っておっしゃっていましたけど，ちょっと拝見していいですか。	許可
20	A氏	はい。	
21	O看護師	あー，結構おっきい針ですね。	観察したことを表現する
22	A氏	太いんです。針だって聞いてたのに，なんか見た感じはきりみたいで。	
23	O看護師	うーん，痛みもすごいんでしょうか。	問いかけ
24	A氏	最初，看護師さんたちみんな「チクッと」って言うんです。でもとても「チクッと」じゃないです，あれは。	
25	O看護師	注射だったら「チクッと」ぐらいでいいですけどね。「チクッと」という表現ではないような。	反復する，導く

場面1 （つづき）

	発話者	会話の内容	技術
26	A氏	「ザクッと」，ザクッと痛いし，それを失敗する人もいるんです。	
27	○看護師	ああそうですか。そうするとやり直しですね。	言い換え
28	A氏	そう。やり直しやり直しになって，私が泣き出すと，「ごめんね，ごめんね」ってみんな言うけど，私も泣きたくて泣いてるんじゃなくって，失敗されたくて，失敗されたくてというか，あの，そんなこと言っちゃいけないとは思うんですけど，「痛いっ」とか言ってしまうんです。	
29	○看護師	うーん，それは，これを拝見すると，痛いですね。	看護師が感情を表現する
30	A氏	痛いです。	
31	○看護師	ああ。2回とか3回だったら余計ね，ちょっと逃げたくなりますね。	患者の感情表現を促す
32	A氏	もう帰ろうと思います，今日は。「しないで帰らせてくれ」って言ったら，「していかなきゃいけないからだめ」って言われるんですけど。	
33	○看護師	まあ私も一応看護師ですから多少は知識はあるんですけども，透析はね，休まず続けていくことが大事だというのは私なりにも理解しているんですけども。Aさんもそれはわかっているけれども，帰りたいなっていう気持ちになっちゃうんですね。	言い換え
34	A氏	あの，あんまり透析してもしなくても体調は変わらないような気もするんですけど，でも先生とか看護師さんが「3回来なきゃいけない」って言うから来てますけど，本当はこんなことしなくてもいいんじゃないかってちょっと思うときもあります。	
35	○看護師	あー，3回来なくても大丈夫なんじゃないかと。	反復
36	A氏	はい。	
37	○看護師	それはご自分で体調がよいから？	問いかけ
38	A氏	何もどこも痛くもないし苦しくもないのに，わざわざ痛いことをしに来なきゃいけないのは何でかなって思うときがあります。	
39	○看護師	ああ，ご自分の調子がね，そんなに変わらないのに。きっと続けていらっしゃるからいい調子が保ててるんじゃないでしょうかね。	看護師が自分の考えを表現する
40	A氏	うーん，先生も看護師さんもそう言うんですけど。	
41	○看護師	Aさんはやめたことがないから，具合が悪くなるのは実感できないですもんね。	患者が考えていることを表現できるように促す
42	A氏	そうなんです。やっぱり来なきゃいけないし，痛い針も刺さなきゃいけないでしょうかね。	
43	○看護師	うーん。今の生活が続けていかれるのには，今の治療をしているから今の生活ができるんだと思いますけど。	看護師が自分の考えを表現する
44	A氏	でも針は痛いんですよ。	
45	○看護師	うん。それはわかりますね，針が痛いのはね，これを拝見しますとね。どうしたらいいでしょう。	受け止め，問いかけ

場面1	(つづき)		

発話者		会話の内容	技術
46	A氏	何か，あの，P看護師さんにしてほしいとかいうのも言っていいのかどうなのかもわからないし。	
47	○看護師	ああ。P看護師さんは上手なんですね。	確認
48	A氏	P看護師さんは今まで失敗したことがないんです。	
49	○看護師	そうなんですか。他にもそういう方はいらっしゃるんですか	問いかけ
50	A氏	ええと，Q看護師さんとR看護師さんはいいんですけど，今日来た人は，何か，自分はまだっていうか，何か，替わりますって言って帰っていってしまいました。	
51	○看護師	ああ，そうなんですか。	受け止め
52	A氏	はい。	
53	○看護師	替わってどなたがお見えになったんですか。	問いかけ
54	A氏	替わっていつもしてくれるP看護師さんが来てくれましたけど，替わられたときに，あれ，私って他の人に嫌われてるのかなあと思いました。	
55	○看護師	嫌われてる。それはどういうことでしょう。	反復，患者が考えていることを表現できるように促す
56	A氏	あの，みんなを見てると，来た人がそんな途中で入れ替わったりするところはないのに，私のところだけ入れ替わるんです，人が。	
57	○看護師	ああ，そういう意味ですか。	確認する
58	A氏	はい。	
59	○看護師	それはお尋ねしたことありますか。	問いかけ
60	A氏	聞いたことはないですけど。	
61	○看護師	そうですか。	受け止め
62	A氏	針を刺す前は私もすごくいっぱいいっぱいなので，そんなことは思わないんですけど，針を刺し終わって周りを見ると，いろんなところにいろんな看護師さんが来てお話をされているのに，その方は私のところには見えないんです。	
63	○看護師	Aさんのところに，透析がセットされたらもうお見えにならない。	言い換え
64	A氏	はい。他の人とは楽しそうにお話ししてるのに，私とは，血圧をはかるだけで特にお話もせずに帰られるので，「針を刺すのが嫌や」と言ってるから人が来ないのかなあとかちょっと思うようになってきました。	
65	○看護師	ああ。ちょっと被害的になっちゃいますよね。	代弁
66	A氏	そうですね。でも，針刺してるときは痛いので，結構泣いたりしてしまうので，そういうことになっちゃうのかなってちょっと思うようになりました。	
67	○看護師	ご自分がいけないのかなって思っちゃって。	代弁
68	A氏	はい。入りにくいのも私の手が悪いのかなあとか。	
69	○看護師	ああ。泣いちゃうのも私が悪いし。	代弁

A　人工透析に気がすすまない患者とのコミュニケーション

場面 1 （つづき）

	発話者	会話の内容	技 術
70	A氏	そうですね。	
71	O看護師	入らないのも私が悪いし。	代弁
72	A氏	そうですね。	
73	O看護師	交代しちゃうのも私が悪いし。	代弁
74	A氏	うーん。	
75	O看護師	来てくれないのも私が悪い。そんなふうに思ってるとちょっとつらいですね。	代弁，看護師が感情を表現する
76	A氏	うーん。	
77	O看護師	今Aさんどうですか，そういう要求を今日私には表現されましたけど，どんなふうに感じていらっしゃいますか。	患者が考えていることを表現できるように促す
78	A氏	あの，Oさんは透析の人じゃないって言われたので，言っても大丈夫かなって思いました。	
79	O看護師	ああ，そうですか。	受け止め，導く
80	A氏	その場の看護師さんに言ったら，あの人嫌な患者さんって思われちゃうんじゃないのかなって思いました。だから今までは言わずにいたんですけど。	
81	O看護師	ああ，そうですか。ここでお話しされたことはここだけのことですから，どうぞ何でも思ってることを言っていただいて結構です。それで，何かこういうふうにしたほうがいいなと思うことはご相談してT師長さんに私のほうでお伝えすることがありますけども，それはAさんに確認してからお伝えしますので。さっきのお話ですと，三人は上手な方がいらっしゃるっていうことですか。	看護師の自己提供，確認
82	A氏	はい。	
83	O看護師	うーん。ちょっとこの透析室のルールがよくわかりませんので，そのご要望をT師長さんにお伝えするのは私は悪いことではないと思うんですけど。Aさん，ご自分でお伝えできますか，それとも私から伝えますか。	看護師が自分の考えを表現する，提案する，自己決定を促す
84	A氏	Oさんから言ってもらっても大丈夫ですか。	
85	O看護師	ええ。今日お話しして，Aさんはこういう要望があるっていうのを私がT師長さんにお伝えすることは，私ができることの1つです。	看護師の自己提供
86	A氏	じゃあすみませんが伝えてください。	
87	O看護師	いいですか。	確認
88	A氏	はい。	
89	O看護師	じゃあ今日はこれでもう終わりになりますけども，今日はT師長さんから言われて私，Aさんのところにお伺いしましたけど，もしよければ，またAさんが私とお話ししたいということがありましたらT師長さんに言ってくだされば，私が来れるときに来ますので。	挨拶する
90	A氏	ありがとうございます。	
91	O看護師	はい。どうも失礼いたします。	挨拶する

Ⅱ ディスカッション

　看護師のコミュニケーション技術の流れを大まかに見てみると,「挨拶」をして「問いかけ」て, 初めて出会う患者と看護師の会話が始まる。そして, 森田[5]が述べる "患者の気持ちを引き起こす出来事" が話題になる。看護師5の「導く」で患者の気持ちを形成している出来事について, さらに発話を促し,「受け止める・代弁」することで患者が少しずつ事態を表現する。特に看護師7で「そこでまた私が来たから余計びっくりしちゃったでしょうね」という代弁が, まだお互いに相手のことを見合っている状態から, 患者は本音を話しやすくなっている。

　看護師は, さらに「挨拶」と「許可」で少しずつ近づこうとしている。看護師13の「んーと, できることとできないことがありますので, できないことはお伝えしていきます。できることがあれば, それをAさんにお伝えして, 実際できるかどうか考えたいなと思います」という「看護師の自己提供」で, 自分ができることとできないことを患者に伝え, 患者が安心して自分の事態を表現できるように導いている。ここで患者は, 14で「Oさん, でも, 週に3回来て4時間寝て太い針も刺されてる者の気持ちなんか多分わからないですよね」と自分の気持ちをそれとなく表現する。

　その後「反復する」「受け止める, 導く」「許可」「観察したことを表現する」「問いかける」「反復する, 導く」「言い換え」「看護師が感情を表現する」「患者の感情表現を促す」「言い換え」「反復する」「問いかける」技術を多用して, 基本的には萩原ら[6]が述べる患者の訴えをありのまま受け止める, コミュニケーションを展開する。

　呼応するように患者は,「ずーっと針が入っているし, ちょっと動いただけでも痛いんです」「刺すときもすごく痛いんです。太いんです」「針だって聞いてたのに, なんか見た感じはきりみたいで」「最初, 看護師さんたちみんな『チクッと』って言うんです。でもとても『チクッと』じゃないです, あれは」「『ザクッと』, ザクッと痛いし, それを失敗する人もいるんです」「そう。やり直しやり直しになって, 私が泣き出すと, 『ごめんねごめんね』ってみんな言うけど, 私も泣きたくて泣いてるんじゃなくって, 失敗されたくて, 失敗されたくというか, あの, そんなこと言っちゃいけないとは思うんですけど, 『痛いっ』とか言ってしまうんです」というように心の内を表出する。

　山本ら[3]が述べる, 医療者が患者に陰性の逆転移感情をもちやすいということを患者は察知しているのであろう。**だから, 良い患者でありたい, 医療者からうるさい患者だと思われたくない, という気持ちがあるものの, それを表出する機会がない。**看護師は, ワトソンが述べる, **患者が抱く医療者に対するどのような感情（プラスの感情もマイナスの感情）も表現することを受け止める**ことをここで実践している。このことが, 抑うつ感情に至らない会話になっている。

　その後看護師は,「看護師が自分の考えを表現する」「患者の感情表現を促す」「言い換え」「反復する」「問いかけ」の技術を用いて, 患者の本音の1つである患者38の「何もどこ

も痛くもないし苦しくもないのに，わざわざ痛いことをしに来なきゃいけないのは何でかなって思うときがあります」という気持ちを表現する。看護師は，39で「ああ，ご自分の調子がね，そんなに変わらないのに。きっと続けていらっしゃるからいい調子が保ててるんじゃないでしょうかね」と「看護師が自分の考えを表現する」ことで患者の認知の変容に少し話題がシフトする。そして看護師41で「患者が考えていることを表現できるように促す」と続くと，患者は42で「そうなんです。やっぱり来なきゃいけないし，痛い針も刺さなきゃいけないでしょうかね」と，看護師と共に解決策を探す方向に気持ちが変わる。看護師は43で「看護師が自分の考えを表現する」コミュニケーション技術で「うーん。今の生活が続けていかれるのには，今の治療をしているから今の生活ができるんだと思いますけど」と患者の努力を伝えると，患者は，「でも針は痛いんですよ」と，つらいことはつらいのだ，と看護師に気持ちを表す。

　その後看護師が，「受け止め・問いかけ」「確認」「問いかけ」「受け止め」「問いかけ」「反復，患者が考えていることを表現できるように促す」「確認」「問いかけ」「受け止め」のコミュニケーション技術を多用すると，患者は62で「針を刺す前は私もすごくいっぱいいっぱいなので，そんなことは思わないんですけど，針を刺し終わって周りを見ると，いろんなところにいろんな看護師さんが来てお話をされているのに，その方は私のところには見えないんです」という一番のテーマを語る。看護師は，ここから「言い換え」の技術で「Aさんのところに，透析がセットされたらもうお見えにならない」と患者の言動を要約すると，患者は「はい。他の人とは楽しそうにお話ししてるのに，私とは，血圧をはかるだけで特にお話もせずに帰られるので，針を刺すのが嫌やと言ってるから人が来ないのかなあとかちょっと思うようになってきました」と表現する。

　その後看護師は5回「代弁」の技術を用いて患者が心の底で思っていることを表出したり，患者に代わって患者の気持ちを表現する。患者は86で「その場の看護師さんに言ったら，あの人嫌な患者さんって思われちゃうんじゃないのかなって思いました。だから今までは言わずにいたんですけど」と全てを表現し終える。

　患者のテーマは，山本ら[3]が述べる，透析室という特殊な環境では，医療者が患者に陰性の逆転移感情をもちやすい，ということを患者が察知して，患者は医療者から陰性感情をもたれないように努力し，言いたいことを言わずに我慢してきたものの，A氏はすでにその努力の甲斐もなく，医療者から陰性感情をもたれている，と感じてどのようにもできない状態にいたのであろう。ある意味，透析のベッドに横になることは，針の筵のような環境だったのではないかと推察する。**そのような患者の気持ちをとことん表現したことで，患者は問題解決に向かう力がわいてくる。**

　その後看護師は，看護師81で「看護師の自己提供・問いかけ」，83で「看護師が自分の考えを表現する，提案する，自己決定を促す」，84で「看護師の自己提供」の技術を用いて，患者が「（三人の上手な看護師にしてほしいという要望を）O看護師からT師長に話してほしい」という自己決定をする。これは，山本ら[3]が述べる，血液透析患者の自己決定には，**個人の尊重，適切な情報提供，選択機会の提供，健康行動の責任をもつことの奨励，**という自律性支援のうちの個人の尊重，適切な情報提供，選択機会の提供の3つを実践し

たのではないかと考えられる。

　総括すると，上原らが述べている，❶患者の気持ちが不安定になったときに看護師が患者の気持ちを確認する，❷患者に気持ちを話すきっかけをつくる，❸看護師が患者の言葉からその気持ちや考えを想像し，相づちを打ちながら聞く，❹看護師は患者の思いを当然と思い，そのような思いを抱かざるをえない患者の立場を代弁し要望を尋ねる，そして❺看護師は患者の要望を了解したことを伝える，ことを行い[4]，さらに，❻問題解決に患者が自己決定することである。

おわりに

　透析患者は，透析を受ける環境から，さまざまな負のストレスにさらされやすいことが推定できる。患者は受動的な立場におかれ，しかも長期にわたる。依存しなければならず自己主張することと依存することの葛藤状況にあると，優先順位は依存なので，自己主張できない状態に容易に陥りやすい。このような患者に対して看護師は，ポーターが述べる理解的態度と支援的態度をとる必要がある。看護師の会話は，患者の言動に対して評価するのではなく，患者が抱く医療者に対するどのような感情（プラスの感情もマイナスの感情）も表現することを受け止める，中立的で安定してそこに存在する[7]ヒューマンケアリングに基づく対応が必要である。

● ● ● 川野雅資

［文献］
1) 竹本与志人，杉山京，桐野匡史，村社卓：血液透析患者の心理的段階とその変容過程．岡山県立大学保健福祉学部紀要 22（1）：81-89，2015.
2) 一般社団法人日本透析医学会統計調査委員会：図説わが国の慢性透析療法の現況 2015 年 12 月 31 日現在．http://docs.jsdt.or.jp/overview/pdf2016/2015all.pdf（2018 年 6 月 8 日アクセス）
3) 山本佳代子，奥宮暁子：自己決定理論構成概念の測定尺度日本語版の信頼性・妥当性の検証―血液透析患者の自己管理における自律性支援認知，動機づけ，有能感の測定．日本看護研究学会雑誌 32（2）：13-21，2009.
4) 上原綾子，嘉手苅英子，金城忍：糖尿病性腎症の患者が透析（シャント手術）を受け入れるまでの看護者の関わり．沖縄県立看護大学紀要 5：35-42，2004.
5) 森田夏実：血液透析療法を受けながら生活している慢性腎不全患者の"気持ち"の構造．聖路加看護学会誌 12(2)：1-13，2008.
6) 萩原安紀子，安藤理都子，松山由美・他：透析導入拒否患者をコンサルテーション・リエゾン活動により受容に導いた 1 例．透析会誌 26（2）：201-205，1993.
7) Watson J: Nursing: The philosophy and science of caring, rev ed. Boulder, University Press of Colorado, 2008.

B　ひきこもりの青年の発話を促すコミュニケーション

▶POINT

・ひきこもりの人とのコミュニケーションは，患者が発話する機会を設けことが大切で，効果的な沈黙を多用し，待つこと，発話を促進するコミュニケーション技術を用いる。
・ひきこもりの人は，社会不安障害やうつ病の可能性があるので，他者の視線が気になることや人前で落ち着かなくなること，気分が沈むことなどを問いかけて，調査・診断的 (probing) 態度，患者が表現した言葉や感情に共感しありのままの理解を深めようとする，理解的 (understanding) 態度を示すコミュニケーション技術を用いる。

はじめに

　ひきこもりそのものは精神疾患ではない。しかしながら，人として社会生活，経済活動を送る上で重大な困難に本人と家族が直面する社会的な課題である。齋藤[1] は，ひきこもりを「様々な要因の結果として社会的参加（義務教育を含む就学，非常勤職を含む就労，家庭外との交友など）を回避し，原則的には 6 カ月以上に渡っておおむね家庭にとどまり続けている状態（他者と交わらない形での外出をしてもよい）を指す現象概念である」と定義した。その後の川上ら[2] の疫学調査で，厚生労働省は，2006（平成 18）年度にひきこもりの平均開始年齢が 22.3 歳，生涯有病率は 1.2%，また調査時点でひきこもり状態にある子供をもつ世帯が 0.5%（推定 26 万世帯），20 歳代が 30 ～ 40 歳代より多く，男性が多いことを明らかにした。内閣府[3] は 2010（平成 22）年にひきこもりが 23.6 万人そして準ひきこもり（「ふだん家にいるが，自分の趣味に関する用事の時だけ外出する」）が 46.0 万人，総計 69.6 万人と推計した。内閣府[4] は，再度 2016（平成 28）年にひきこもりが 17.6 万人，そして準ひきこもりが 36.5 万人，総計 54.1 万人と推計した。

　川上[5] らは第 2 回目の調査（2016（平成 28）年）で，ひきこもりを経験した人は 2.2% と上昇し，ひきこもりの開始年齢も 27.1 歳と上昇していたとした。ひきこもりを経験した人が精神医学的診断を満たしている人は 64.1% で，ひきこもりを経験していない比較群の 25.3 に対して優位に多い。特に，社会恐怖，大うつ病性障害，アルコール乱用が多い。また，調査時点でひきこもり状態にある子供をもつ世帯が 0.57%（推定 28 万世帯）で第一回調査と大きな違いはないことを明らかにした。

　ひきこもり対策として，厚生労働省は，精神保健センター，保健所，市役所などと協働し，ひきこもり支援センター，ひきこもり支援コーディネーター，ひきこもりサポータ

ー制度や人材育成を行い，家庭訪問も含めたサービスを提供している。

》》》ひきこもりの人とのコミュニケーション上の特性

　ひきこもりの人は社会不安障害を体験していることが推定できるので，まず看護師が脅かさないで安心できる存在になることが鍵である。それは技術というよりも，人間的な態度といえるであろう。ジーン・ワトソンは，他者を愛情をもって受け入れる能力であり，本心からのケアリング能力である[6]とし，自己と他者を結びつける能力，事実そのものを超えた意味と深い理解をつかむ能力，個人の話や意味のある語り，そしてヒーリングに向かう魂の旅路の神聖な意味と霊的局面を聞き尊重する行為に従事する能力[7]だと述べている。このワトソンのトランスパーソナルなモデルを具現化する存在の仕方が，まず基本的に必要である。

　ひきこもりの人とのコミュニケーションでは，効果的な沈黙，受け止め，言い換え，問いかけの技術を用いて，患者が自分の体験を少しでも多く語れる機会を作る。患者が話したことで患者の状態を判断し，患者の感情に共感を示す。患者が安心して語れる場をつくることが必要で，そこには看護師が会話場面を創造し，関心を寄せ続けるコミュニケーションが必要である。

I 事例と場面

① 事例紹介

　B氏は，20代の男性である。ひきこもりになり約6年が経過している。約5年前に一度家族に連れられて精神科医を受診したが，精神科医の対応に満足できなかったとのことで，再受診はしていない。それ以降，専門家の診察は受けていない。知人の紹介で4年前に看護師のところに家族とともに来談し，その後基本的に毎週1回，定期的に来談している。

　家族の話では，高校生まで運動部に所属し，成績は優秀で女子生徒からはあこがれの存在だった，とのことである。確かに会うと背が高く，端正な顔立ちで，性格はまじめで穏やかであることから，それは推定できる。

　現在の状態は，家族ともほとんど会話をしないので，声が聞きとれない，問いかけに対する返答に時間がかかる，生活が不規則な状態であった。身体的な検査をまったく受けていないことから，看護師は内科医に診察を依頼した。中性脂肪が高値を示していた。面接は，本人の力のあるところを活用する行動療法を中心に取り入れた。頭脳明晰なことから，英語と数学の勉強，嗄声には書物を音読，元来スポーツマンだったので散歩とジョギングを取り入れて，生活を規則正しく送れるようにプログラムを一緒に考えた。

　看護師が「どのようになりたいか」問いかけたところ，患者は，「高校生のときのように

なりたい」と答えたので，それを目標に生活状況を簡単な表に記述して取り組むことにした。B氏がひきこもりの状態にいる理由は，他者の視線が気になりイライラしたり，落ち着かなくなり，そのことがいやで外出を避けている。看護師は，B氏の気持ちを確認しながら徐々に外出する機会を増やすようにアプローチした。

面接は，基本的にはA氏などと同様の面談室で行った。

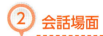 会話場面

面接を開始して約1年半位経過した日の会話である（場面1）。B氏は，家族と公園に行った。そのときの様子を話題にした。

場面1　会話場面①の分析

	発話者	時間	会話の内容	技術
43	看護師	8:12	その日はお昼はどうされて？	問いかけ
44	B氏	8:19	（12秒沈黙）	効果的な沈黙
			お昼は，レストランで，食べました。	
45	看護師	8:23	レストラン。	反復
			あー。（5秒沈黙）	効果的な沈黙
			ちなみにEさんは何を，注文されて。	明確化
46	B氏	8:49	（17秒沈黙）	効果的な沈黙
			とり，とり肉の，料を。	
47	看護師	8:51	とり肉を。	反復
			あー。（6秒沈黙）	効果的な沈黙
			それは，カロリーとか気にされてる。	患者が考えていることを表現できるよう促す
48	B氏	9:06	（3秒沈黙）	効果的な沈黙
			とり肉が，好きな。	
49	看護師	9:09	あ，とり肉がお好きで。	反復
			特にカロリーを気にしているわけじゃなく。	言い換え
			（13秒沈黙）	効果的な沈黙
			公園の人混みはどうでしたか？	問いかけ
50	B氏	9:36	（9秒沈黙）	効果的な沈黙
			結構，混んでました。	
51	看護師	9:39	あーそうですか。	受け止める
			ウイークデー，ですけどね。	言い換え
			あー。（6秒沈黙）	効果的な沈黙
			イライラする感じとかは。	問いかけ

場面 1 （つづき）

発話者		時間	会話の内容	技術
52	B氏	10:00	（10秒沈黙）	効果的な沈黙
			あ，なかったです。	
53	看護師	10:02	あーそうですか。	受け止める
			（4秒沈黙）	効果的な沈黙
			なんかこう，見られてるような感じ。	問いかけ
54	B氏	10:22	（12秒沈黙）	効果的な沈黙
			それは，少し，ありました。	
55	看護師	10:25	少しありましたか。	反復
			ふーん。	受け止める
			なんかこう通りす，すがる人がちらっと見ていく，ような感じで。	言い換え
			（7秒沈黙）	効果的な沈黙
			お昼のレストランはいかがでしたか，混み具合は。	問いかけ
56	B氏	10:54	（7秒沈黙）	効果的な沈黙
			こん，混んでました。	
57	看護師	10:55	混んでました。	反復
			はーはー。（4秒沈黙）	効果的な沈黙
			そこではどうですか，人の気になり方は。	反復
58	B氏	11:11	（8秒沈黙）	効果的な沈黙
			そこ，では，あまり，気にならな	
59	看護師	11:16	あ，気にならなかったですか。	反復
			ふーん。	受け止める
			じゃあ，あの，気にせず，お昼は食べられた感じ。	言い換え
60	B氏	11:26	はい。	
61	看護師	11:26	ふーん。	受け止める
			（18秒沈黙）	効果的な沈黙
			体はお疲れだったでしょうけどもあの，気分的な疲れ具合はどうでしたか？　1日。	問いかけ
62	B氏	12:03	（8秒沈黙）	効果的な沈黙
			気分，的にも，疲れ，た，感じがしました。	
63	看護師	12:07	疲れた感じがありますか。	反復
			うちに帰ってきてほっとした感じ。	言い換え
			ふーーん。イライラはそんなになかったけども，あー疲れたな。	言い換え
			ふーん。（6秒沈黙）	効果的な沈黙
			Eさんにとってはな，何がそういう疲れに，なりますかね。人の目みたいなものが疲れになる。とも，人がいることが疲れる。	患者が考えていることを表現できるよう促す
64	B氏	12:57	（15秒沈黙）	効果的な沈黙
			どっちも，ある。	

B　ひきこもりの青年の発話を促すコミュニケーション　181

Ⅱ ディスカッション

この場面は，約4分45秒であり，二人の発話が22回であった。ちなみに，E氏との間では約4分45秒で142回の発話，沈黙が多いC氏との間で27回の発話，D氏との間で50回の発話であった。このことから，B氏との間では，看護師の「相手のペースに合わせる」という意図をもち，B氏の返答に合わせた会話を行ったことがわかる。

① コミュニケーション技術

この場面の会話を起こしたものにコミュニケーション技術（太字）を記述すると以下の場面1のようになる。

このように「**効果的な沈黙**」を19回使用している。沈黙の時間は3分で，全体の会話時間が4分45秒であることから発話時間が1分45秒になるので，全体の約2/3が沈黙だったことになる。B氏が発話する前の沈黙は双方の沈黙と考えることができ（10回），看護師が自分の発話の間に用いている沈黙（9回）は，患者のペースに合わせようとしている場合と，看護師自身が考えを整理するための時間とも取れる場合がある（看護師49，51，53，57）。この沈黙で会話が深い会話に展開していくことが読み取れる。

B氏の発話前の最も長い沈黙は17秒（B氏46）で，会話内容は食べた料理を話すことであった。しかしながら，ひきこもりのB氏にとっては，このことが深い話題なのである。通常は，「はい，いいえ」あるいは首を振ることで家族との間の会話が成立している。そのB氏にとっては，レストランで何を食べたかを表現するのに，どれほどのエネルギーが必要なのかがわかる。このことを理解しないと，看護師は，ひきこもりの患者との会話で「待つ」ことができなくなり，矢継ぎ早に問いかけることになる。すると患者は，とても疲れるので看護師から離れてしまう。一方，看護師の最も長い沈黙は18秒であった（看護師61）。

沈黙の後の看護師の発言は「体はお疲れだったでしょうけどもあの，気分的な疲れ具合はどうでしたか？　1日」ということから，ややしどろもどろである。看護師には，この後の会話の展開に対する迷いがあったのではないかと推察できる。沈黙の間に看護師は，患者との時間を味わうことができると同時に，その後の二人の会話の展開を構築しなくてはならない責任を負うことになる。特に，引きこもりの患者との間では，患者が沈黙から主体的に発話することはまず考えられないので，沈黙の次の発話の主導権を看護師が握ることになる。

次に特徴的なのは，「**反復**」と「**言い換え**」の技術が多いことである。「反復」は，B氏の発言をそのまま繰り返すことで，確認や強調の意味がある。看護師は，話を聴いているというメッセージをB氏に伝えている。「言い換え」は，B氏が語り足りないことを看護師が推察して補足しているようにとれる。このような理解的態度を保持することで会話内容に広がりが生まれる。

「**問いかけ**」の技術は，いわゆる問いかけと，B氏の状態を明確にするための状態把握の

意味をもつ問いかけがある（看護師 51，53，61）。看護師は，公園に出かけた B 氏の体験から，そして何を食べたのかという社交的な話題から，その体験で，「人から見られる」出来事はどうだったのか，その結果，疲労感はどうだったのかというように，調査・診断的態度で深い話題に進めている。そのためにはこれまで討議したコミュニケーション技術が必要である。

② 意図

ここでの看護師の意図は 2 つある。1 つ目の意図は，「**声を出す**」すなわち言葉として発することである。ひきこもりの B 氏は発話する機会が著しく少ないために，嗄声（声がかすれる），呂律が回らなくなる，唾液が出ない，嚥下機能が低下するということが起こる。声を出すことは心の健康を促進するだけでなく，発声という機能的・器質的な課題を解決するものである。このように機能的・器質的に発声することを繰り返していくうちに，B 氏は楽に発声ができるようになり，声が大きく聞き取りやすくなるというよい変化があることが B 氏に自信が生まれるなどの心の健康によい影響が起こる。

2 つ目の意図は，「**患者が自由に，対等に語れるように，中立的な立場で，関心を寄せて存在する**」ことである。看護師は，B 氏の状態，体験，思い，行動に関心を寄せる，関心を示す，深い関心をもっている。また B 氏の辛さを真剣に，無批判に受け止めている。それらは，B 氏が自分のこころの中にあるものを外に表現することを促し，その中にあるもののこだわり，固着，とらわれが変化するきっかけになる。そして，どんなことでも話ができる看護師に対して信頼する気持ちがわき，安心感が生まれる。

具体的には，看護師が B 氏のどのような体験にも意味があり，価値があるということを「受け止め」，「言い換え」などの言語的コミュニケーションと発話するのに時間を要する B 氏に対して「効率的な沈黙」という技術を用いる。ここでは明示できていないが実際にはうなずく，視線を合わせる，身体を近づけるなどの非言語的コミュニケーションで伝えている。B 氏が体験していることを注意深く聴き，ボディランゲージで示し，そして B 氏の体験をさらに問いかけて，B 氏がその体験がどのような意味を E 氏にもたらしたのかを表現できる（B 氏 64）ように問いかける（看護師 63）ことを行っている。

おわりに

ひきこもりの青年との会話の要点について検討した。看護師は基本的には理解的態度を保持しつつ，やわらかく厳密な調査的態度で情報を明確にした。コミュニケーション技術は，「効果的な沈黙」「受け止め」「言い換え」「問いかけ」が効果的である。意図は，「声を出す」と「患者が自由に，対等に語れるように，中立的な立場で，関心を寄せて存在する」ことである。態度は，理解的態度である発話の時間よりも沈黙の時間の方が 3 倍あったことから，発話することに関心を寄せないで，自由な感覚で存在することそしてこの時間

を共有することが大切である。

この会話の限界として,「効果的な沈黙」の有効性について検討したものの,B氏の（B氏 46）の「とり,とり肉の,料を。」と（B氏 48）の「とり肉が,好きな」は発話が途中である。おそらくB氏は（B氏 46）では「とり,とり肉の,**料理を注文しました**」で（B氏 48）は「とり肉が,**好きなんです。**」と表現するつもりだったのであろう。このことから,看護師は,十分「待った」つもりであったろうが,まだ,「待つ」時間が不足していたと考えられる。特に会話の前半でこの特徴が出ていた。このことから,ひきこもりの患者との会話では,待ち過ぎることないほど「待つ」ことが重要である。

●　●　●　川野雅資

[参考文献]
1）齊藤万比古（主任研究者）：思春期ひきこもりをもたらす精神科疾患の実態把握と精神医学的治療・援助システムの構築に関する研究　平成 19 年度　総括・分担研究報告書. 平成 16 年度厚生労働科学研究費補助金こころの健康科学研究事業, 2008.
2）川上憲人（研究代表者）：こころの健康についての疫学調査に関する研究. 平成 16 ～ 18 年度厚生労働科学研究費補助金（こころの健康科学研究事業）こころの健康についての疫学調査に関する研究総合研究報告書, 2010.
3）内閣府：若者の意識に関する調査（ひきこもりに関する実態調査）概要版. 2010.
4）内閣府：若者の生活に関する調査報告書. 2016.
5）川上憲人（主任研究者）：精神疾患の有病率等に関する大規模疫学調査研究：世界精神保健日本調査セカンド総合研究報告書. 国立研究開発法人日本医療研究開発機構障害者対策総合研究開発事業（精神障害分野）, 2016.
6）ジーン・ワトソン著, 川野雅資, 長谷川浩訳：ワトソン 21 世紀の看護論―ポストモダン看護とポストモダンを超えて. 日本看護協会出版会, 2005, p178.
7）前掲書 6, pp177-178.

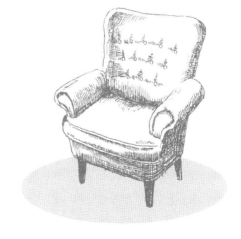

第7章 熟練看護師によるコミュニケーション

B ひきこもりの青年の発話を促すコミュニケーション

C　パワーハラスメントを受けて危機的な人とのコミュニケーション

▶ POINT

- パワーハラスメントを受けて危機的な人との会話で，看護師は，患者が何でも話せる環境をつくり，効果的な沈黙と関心を寄せ続け，患者が自分の気持ちを表現できるようにコミュニケーション技術を用いる。
- 自殺の恐れがある場合は，「代弁」の技術を用いて，患者が希望をもち生きる力がわくように支援する。

はじめに

　パワーハラスメントを受けて危機的な人は，うつ病の状態にある。

　うつ病は，抑うつ気分，興味または喜びの喪失を特徴とする気分障害の1つである。さらに，患者本人が，悲しみ，空虚感，絶望感を感じていることを自覚している。他者が，患者が涙を流していることに気づく。客観的には明らかな体重減少または体重増加が現れる。そして，不眠または過眠，精神運動焦燥または制止，疲労感または気力の減退，無価値観，罪責感，思考力や集中力の減退または決断困難，死についての反復思考などが現れる。

　うつ病は，❶落ち込んだ気分，いつもと異なるパーソナリティや行動の発現，睡眠障害などを特徴とする軽度のうつ病性障害，❷悲しげな外観，精神運動退行，集中力低下，日内変動，早朝覚醒，体重減少などを示す中等度のうつ病性障害，❸無価値観，罪業感，貧困妄想，虚無感，被害妄想，幻覚，自殺念慮などの重症うつ病性障害という広範囲の病態がある[1]。

　重症度の判断は，印象，外観，行動そして症状で判断する。可能ならば，患者本人だけでなく，家族や友人，職場の人などから情報を得る。家庭での生活や職場での就労力など，社会活動がどの程度減少または，妨げられているのかを考慮する。そして，行動や症状は時間の経過により変動するので，さまざまな場面の情報から判断する[2]。

　大うつ病性障害の生涯リスクは，男性で約10人に1人，女性で4人に1人という報告がある[3]。別の報告で，うつ病性障害の時点有病率は前思春期で1〜2%，思春期で3〜8%，思春期の終わりまでの有病率は20%で，前思春期では男女差はあまりないが，思春期開始後に女性優位になり，成人の気分障害の男女比である1対2に近づく[4]とある。米国の調査では成人の生涯有病率が16.2%という報告がある[5]。また大うつ病は再発しやすく，50〜85%が再発を繰り返すとされる[6]。

　治療は，重度の場合は薬物療法と安静が，回復してきたら薬物療法に認知療法，行動療

法などの精神療法およびマインドフルネスやトークセラピーともいわれるカウンセリングが有効である。

》》うつ病の人とのコミュニケーションの特性

会話において，うつ病を患った人は，精神運動制止のために思考する時間が長くなる，沈黙が多くなるという特徴がある。そのようなとき看護師は，急がずに，患者のペースに合わせ，穏やかで静かに，小声で，しかしはっきりと会話し，患者に視線を向け続けることである。

うつ状態では希死念慮，自殺念慮がほとんどすべての病期において存在すると考えたほうがよい[7]。希死念慮，自殺念慮への面接で，精神科医の立場から大森[8]は，治療者は，「このような状態では死んだほうがいいと考えることはないか」とはっきり質問しなければいけない。自殺を話題にすることでその願望を刺激するのではないか恐れる必要はない。むしろ質問しないことが，死にたいとまで思っている病者の気持ちが理解されないという失望を引き出す。また，この病態は治療をすれば必ず治癒して，元通りの活動のできる精神の健康を取り戻せることを保証し，自殺しないという約束を取りつけることが大切であると述べている。自殺念慮，希死念慮への面接は，訓練を受けた看護師はこの大森の考えている対応が可能であろう。

会話では，看護師と患者の関係性が治療そのものなので，まずは信頼できる関係形成が基本にある。看護師が行うことは，注意深くそして決めつけるような判断をせずに患者のうつ状態を感知し，把握する。そしてうつ病の源（PTSD の場合はトリガー）を理解し，特定し，そしてその源を取り去る方策を探求する。患者とともにストレスになる人・事・考え方を明らかにして，そのストレスから逃れる方策を探す。時には，患者の考え方，受け止め方，行動の仕方を変えるように教育的な関わりをする。治療の成果を言葉にして患者が治療を継続する力を高める。患者が薬物療法の効果と副作用に気づく，自分の状態を他者にわかるように伝える，うつ症状が悪化したことに気づくように情報提供と時には図示するなど心理教育的な関わりをする。看護師は自殺念慮・希死念慮に注意を払い，そして自殺予防をする。

患者の長所を見出して言葉にすることで患者が自律性と変化する力を発揮できるように支える。患者はエネルギーが低下しているので，患者が使えるエネルギーを効果的に発揮できる方策を探す。

看護師は，「会話場面を創造する」という意図を強く表出して，患者にこの場が治療的で癒しの空間であるということが感得できるように環境を整える。それは，患者が穏やかな気持ちになり，静かに自分を取り戻すためである。そして「患者が自由に，対等に語れるように，中立的な立場で，関心を寄せて存在する」という意図を強く表して，患者の状態，体験，思い，行動に関心を寄せる，関心を示す，深い関心をもつ。

また患者の辛さを真剣に，無批判に受け止める。それは，患者が自分のこころの中にあるものを外に表現することで，その中にあるものに対する患者のこだわり，固着，あるいはとらわれていることが変化するきっかけになるからである。

第7章 熟練看護師によるコミュニケーション

C　パワーハラスメントを受けて危機的な人とのコミュニケーション　187

その会話を通して患者は，看護師に対して信頼する気持ちがわき，安心感が生まれる。患者が自由に自分の体験を話したことを，患者が看護師に聞いてもらえたと思えるように言語的コミュニケーションと非言語的コミュニケーションを看護師が用いる。

　患者が「これは話してはいけない」と思うことがないように，どのような患者の体験にも意味があり，価値があるということを看護師は，言語的コミュニケーションと頷く，視線を合わせる，身体を近づけるなどの非言語的コミュニケーションで伝える。

Ⅰ 事例と場面

　C氏は，中年の会社員である。職場の上司による執拗なパワーハラスメントがもとで，本来快活だったC氏が抑うつ状態になり，精神科医の薬物療法を受け，定期的に看護師と会話して気持ちを聞いてもらっていた。やや重度になり職場を休むことになった。休んでいることも辛く，「復職は未だ無理」という看護師のアドバイスを振り切って復職を試みた。しかし，復職して再度パワーハラスメントを受け，心理的に大きな打撃が加わった。切羽詰まった患者は，次の面接まで待てずに電話で看護師に相談した。その後に対面して実施した面接の場面である。

　面接は，A・B氏と同様に看護師の面談室である。

1 会話場面1

　会話が始まって40秒後のことである。ここまで，看護師は，4，5，そして28の3つの発話だけである（場面1）。

場面1　うつ病との患者との対話①

発話者		時間	会話の内容	技　術
4	看護師	0:40	すいません。お待たせしちゃって。どうぞ。	許可
5	看護師		7日からはじまって，どう…ですか。	問いかけ
6	C氏		そうですね…。（3秒沈黙）自分でも，薄々わかってはいたんですけど，	
7	看護師		ええ。	受け止める
8	C氏		（大きく息を吸う）なんかうまくいかなくて，（10秒沈黙）なんか本当に，（2秒沈黙）疲れちゃいました。	
9	看護師		うん。	受け止める
10	C氏		一回G先生（主治医）にも行って，（7秒沈黙）でも，自分の中でも，	
11	看護師		うん。	受け止める

場面 1 （つづき）

発話者		時間	会話の内容	技術
12	C氏		うん。例えばそれが，1カ月2カ月休んだとしても，	
13	看護師		ええ。	受け止める
14	C氏		わがままな言い方ですけど，なんか，（息を吸う）なんか，同じような気がして，	
15	看護師		うん。	受け止める
16	C氏	2:11	（5秒沈黙）確認したい意味もあって，7日に行って見たんですけど，ふふ，もう，本当にまわりに迷惑かけていたなっていう，（2秒沈黙）思いますね。	
17	看護師		うん。	受け止める
18	C氏		すいません。	
19	看護師		うん。	受け止める
20	C氏		これ以上，（涙をすする）会社や家族や看護師さんに，迷惑かけられない，（10秒沈黙）何もできない。（涙をすする）	
21	看護師		……	効果的な沈黙
22	C氏		（18秒沈黙）（涙をすする）	
23	看護師		……	効果的な沈黙
24	C氏		やっぱり，僕がいると，（涙をすする）（4秒沈黙）周りがみんな迷惑します。（3秒沈黙）もうそれが，ようやくわかりました。	
25	看護師		うーん。	受け止める
26	C氏		（涙をすする）	
27	看護師	4:12	……（23秒沈黙）	効果的な沈黙
28	看護師		仕事に戻ってみて，Cさんがそういう気持ちになられたのは，……なんかあったんですか。	問いかけ

◆ディスカッション

　コミュニケーション技術は，徹底的に「**効果的な沈黙**」を用いている。患者が十分に考えることができる時間をもつ（発話8）。患者が話を止めることを認める（発話16，20）。患者が十分に話題を探索することに価値を置く（発話21〜23）。沈黙を大切なときと捉える（発話27）。このことで患者はゆっくり考えることができる（発話16，20）。穏やかな空気が患者と看護師の間に流れる（発話26〜27）。患者が発話する番になったときに，看護師が静かに落ち着いて患者の発話を待つ（発話23）。その時間をゆったりと味わう（発話21〜23，26〜27）。関心を患者に向け続ける（発話27）。最長で23秒の効果的な沈黙が続く。その間に患者は自分の心の奥を表出したことで，安堵したと推定し看護師は，発話28で具体的な出来事に話題を向ける。

　もう1つのコミュニケーション技術は，「**受け止める**」である。発話7，9，11，13，15，17，19，25で看護師は言葉らしい言葉を発していない。患者の発話を受け止めることで，

患者は自分の話を聴いてもらえたと感じ，さらに会話をすすめることができる。

　ここまでの4分12秒は「効果的な沈黙」と「受け止める」コミュニケーション技術を使用し続けたことになる。

　この場面のもう1つの特徴は，40秒で本題の会話が始まっていることである。この40秒間は，看護師が患者にお茶を用意しているので，ほとんど会話はしていない。言い換えれば，会ってすぐに本題に入っているということである。通常であれば導入部分があるが，この場面は患者が切迫し看護師に会うことだけを目標にして，今ここにたどり着いた，ということを患者も看護師もわかっているからである。

② 会話場面2

以下は，会話が始まって18分経過したときの会話である（場面2）。

場面2　うつ病との患者との対話②

発話者		時間	会話の内容	技術
90	C氏		（鼻をすする）（9秒沈黙）周りの人の気遣い，本当によくわかるし，でも，（息を吸う）それでも自分が，やっぱり，変わらないっていう，（5秒沈黙）なんか，（10秒沈黙）（同僚の）Sさんには言ってあるんですけど，なんか，自分が右に行きたいと思うと，身体が左に行っちゃうみたいな,	
91	看護師	18:10	うーん。	理解
92	C氏		そんなのも，職場や家庭でもう，（咳払い）もう，（4秒沈黙）言われるのが嫌で,	
93	看護師		うーん。	理解
94	C氏		（16秒沈黙）看護師さんが言うように,その（鼻をすする）うつは一人で,	
95	看護師		うん。	会話を促進する
96	C氏	19:00	乗り切るのは難しいって，いうのはよくわかるんですね。	
97	看護師		うん。	会話を促進する
98	C氏		わかっても，なんか，もう，これ以上，（鼻をすする）会社や家族に，（7秒沈黙）迷惑かけられない（10秒沈黙）	
99	看護師	19:35	Cさん，それじゃあ，どうしようと考えている？	患者が考えを表現できるように促す
100	C氏		（9秒沈黙）（鼻をすする）まあ，正直，今，そこまで考えていない。	
101	看護師		うん。	相づち
102	C氏		（8秒沈黙）ひとつ……，ひとつ考えるのは，もう本当にいなくなったほうがいいなって,	
103	看護師	20:06	うーん。	
104	C氏		（12秒沈黙）でも（鼻をすする）この間，無理を言って，復帰させていただいて，そのあと，うん，何回も，そういうふうに感じて，思ったんですけど，やっぱり，今日，看護師さんに会うまでは,	

190

場面 2 （つづき）

発話者	時間	会話の内容	技術
105 看護師		うん。	相づち
106 C氏		まあ，なんとか，頑張って，	
107 看護師		うん。	相づち
108 C氏		生きていなきゃいきないと思って，	
109 看護師		うん。	相づち
110 C氏		（5秒沈黙）（鼻をすする）もう，それだけです。	
111 看護師	20:56	うん。	相づち
112 C氏		（35秒沈黙）（鼻をすする）	効果的な沈黙
113 看護師		明日からどうするも，考えていない。	言い換え
114 C氏		はい。（鼻をすする）	
115 看護師		（35秒沈黙）まあ，上司に追い詰められちゃったんですねー。	・効果的な沈黙 ・看護師が感情を表現する
116 C氏		（17秒沈黙）	
117 看護師		……	効果的な沈黙
118 C氏		いただきます。	
119 看護師		どうぞ。	促す
120 C氏		（お茶を飲む）（25秒沈黙）	
121 看護師		Cさん，ここで一度仕切りなおして，しっかりうつを一度直して，（3秒沈黙）元気な頃に戻りましょう。	・看護師が自分の考えを表現する ・効果的な沈黙 ・提案する
122 C氏		（5秒沈黙）家にも帰りたくないし，	
123 看護師		うん。	相づち
124 C氏		居場所が……（7秒沈黙）	
125 看護師		入院してというのも，1つの選択肢なので，（2秒沈黙）元気な頃のね，自信満々のCさんの状態になれば，生活しにくくなくなると思うんですけど，	・看護師が自分の考えを表現する ・必要な治療を受けられるように入院を提案する
126 C氏		（15秒沈黙）で，あの，今日ここにくることは上司も知っていて，でも，上司は「今日のことは看護師さんに確認するから」って言っていて，「だから絶対今日は行け」って，	
127 看護師	24:30	うん。ああ，そうですか。うん。	理解
128 C氏		（25秒沈黙）	
129 看護師	24:55	Cさん，消えてしまいたいというのは，違う単語でいうと自殺したいという意味で，	言い換え
130 C氏		（8秒沈黙）	
131 看護師	25:12	そこだけは，（9秒沈黙）してはいけない。	代弁
132 C氏		（4秒沈黙）だから，今日，看護師さんに会うまでは，	

	発話者	時間	会話の内容	技 術
133	看護師		うん。	同意
134	C氏		絶対に，それはしてはいけないと思って，	
135	看護師		ええ。	同意，受け止める
136	C氏		（3秒沈黙）だから，もう，気が付けばそれしか考えていないですね。	
137	看護師		うん。	理解を示す

場面2（つづき）

◆ディスカッション

1 共感する

　場面2は，切羽詰まったC氏が，「いなくなった方がいい」と発言した場面である。ここに至るまでに，場面1と同様に，看護師は，「**効果的な沈黙**」と「**受け止める**」コミュニケーション技術を多用していることがわかる。特徴的なのは，この場面2では長い沈黙の時間が何回もあることである（発話112：35秒，発話115：35秒，発話120：25秒，発話128：25秒）。これらは，場面1の意図に加えて，「**患者が体験していること，辛い気持ち，楽しみに共感するあるいは共感を示す**」という意図がある。

　ここでのポイントは，看護師は患者の体験を追体験（あたかも自分が体験したかのように感じ取る）し，看護師が追体験をしてわいてきた患者と同じような気持ちを同意するという意図のもとで（発話137）表現することにある。コミュニケーション技術では理解を示す技術で「うん」と発話する。それにより患者は，自分の考えや気持ちをわかってもらえるという体験をして看護師と気持ちがつながり，孤独感から解放される。さらに，患者は客観的になれる。患者に十分体験したことを話してもらい，看護師は患者の体験を追体験し，そのときの看護師の考えや気持ちを表現する。看護師は患者の体験に反応して「上司に追い詰められちゃったんですねー」（発話115）というように看護師に生じた感情を率直に表現している。

　さらに，この場面では「**患者の状態，病状を判断する。判断を提示する**」という意図がある。患者は，抑うつ状態が重度になっている。医療の専門家である看護師は社交的な存在だけではなく，専門家として患者の心身の状態を判断することで，患者と家族は看護師に信頼感を寄せるからである。専門家としてアセスメントするために問いかける（発話99），生活状態を聞く（発話113）ことをし，必要な治療を受けられるように入院を提案する（発話125）。

　発話121の「Cさん，ここで一度仕切りなおして，しっかりうつを一度直して，（3秒沈黙）元気な頃に戻りましょう」と，発話125の「入院してというのも，1つの選択肢なので，（2秒沈黙）元気な頃のね，自信満々のCさんの状態になれば，生活しにくくなくなると思うんですけど」の看護師のコミュニケーションは，「**目標をもつ。希望をもつ**」という意図に導かれたものである。C氏は，無価値観，虚無感におそわれている。大森[7]が，「治療を

すれば必ず治癒して，元通りの活動のできる精神の健康を取り戻せることを保証し」ということとに通じる。具体的には「**看護師が自分の考えを表現する**」と「**提案する**」コミュニケーション技術を用いている。

❷ 生命を守る

　場面2のもう1つの大きな特徴は，**患者の生命を守る**という意図である。医療の専門家である看護師の第一義的な役割は生命の安全である。ここでは，そのために大変高度な技術である「**代弁**」を用いている。患者が深く考えていること，患者の深い気持ちで人前では表現できない気持ちや決意を看護師が代わりに表現することで，患者は意思を固めることができ，自分自身がとるべき行動を自覚できる。

　この場面では，「そこだけは，（9秒沈黙）してはいけない」（発話131）と自殺を考えている患者の揺れる気持ちの一方を代理的に表現することで，患者が自殺を思いとどまる，というものである。これは，前述の大森[8]が述べた，「自殺をしないという約束を取りつける」というのとは別のアプローチである。患者は，自殺についてどっちつかずの葛藤状態にある。どちらかの決断を下さなくてはならない。しかしながら決断が下せないのである。それはうつ状態という病状とともに患者のエネルギーが低下していることにも影響されるであろう。患者の低下しているエネルギーを「自殺をしない」ということに使えるように支援し，かつ葛藤状態から抜け出せるように「代弁」というコミュニケーション技術を使用している。

　自殺を考えている患者への看護師の対応について，わが国の精神看護学の代表的な教科書を見てみる。文献9では，アセスメントの重要性とアセスメントの視点を記述し，以下のような注意事項を記述している。「入院中は継続的な観察が必要となる。患者本人には，希死念慮の強さや具体性について確認する必要がある」「看護師は心配していることを明確に伝え，患者の思いを受け止める」「希死念慮を強く訴えたり，持続してほのめかす場合には，周囲の環境調整を行い，看護師によるモニタリングおよびリスクアセスメントを継続する」「家族との関係の変化や主治医の交代など患者への影響の可能性のある出来事に注意する」としている[9]。

　文献10は，観察や環境調整など予防の記述と看護師の心構えが多く，看護師の会話の技法はわずかにしか記述していない。「自殺予防の原則の1つは，自殺についてオープンに話をすることである」「自殺を話題にすることで，本当に気にかけていることを本人に伝えることが重要なのである」「勇気をもって話をすること」としている[10]。

　自殺のリスクが高いとわかった場合は，「主治医に直ぐに連絡し，治療と保護を行う」「T:tell, A: ask, L: listen, K: keep Safe の原則」看護師は絶望的な話を聴くのは苦しいが，「その苦しさに耐え，あくまでも聞き役に徹する」「自殺の手段となる危険物を身辺から遠ざけると同時に，病棟備品の点検も合わせて行う」「ハンガーなどを掛けるフック・ドアノブ・カーテンレールなどは，大きな荷重がかかると外れるものにしておくのもよい」「院内の非常階段の安全管理や環境調整を行い，死角となる箇所の確認と観察を怠らないようにする」「自殺のリスクの高い患者の無断離院，単独での外出前には特に注意が必要である」「薬品はきちんと鍵をかけて保管する，ベッドまわりに不必要に長いコードやチューブ類を置かない，ベルト・ひも・タオル・洗剤など，自殺の手段となる可能性のあるものはできるだ

け扉のあるロッカーや棚にきちんとしまっておくといった対策を取るだけでも，リスクを低減させることができる」としている[10]。

自殺しようとしている患者を見つけたときは，「騒ぎ立てず，落ち着いた低い声でゆっくりと話しかける」としている[10]。

患者の緊迫感がゆるみ始めたら，「患者の行為がこれ以上エスカレートする可能性がないかどうか，患者の精神状態を慎重にアセスメントする」「当座の危機が去ったとしても，自殺の事実がなかったかのように振る舞ってはならない」，落ち着いたところで「患者に改めてなぜ死にたくなったのかを聞く。その際も，せめたり，お説教をしたり，安易にはげましたりすることのないように気をつける」[10]と，記述している。

文献11は，筆者の教科書である。この文献は，具体的なケアプランを記述しており，11の治療計画のうちいくつかは看護師が具体的に会話をする方法についてである。ケアプランとして，16の観察項目に続いて，①患者の訴えを傾聴する，②患者とのよい人間関係を築き，患者自ら悩みを訴えられる関係をつくる，③今の状態は，病気のための苦しみであることを伝える，④命を断つなどということは考えないことを説明する，⑤希死念慮のある場合は，自殺しないことを約束する，⑥治療中，病状には一進一退のあることを繰り返し説明する，⑦治療終了まで，人生に関わる大きな問題について，その決定は延期する，⑧与薬を確実に行う，⑨自殺に使用可能なひも類，ベルトを取り除く，⑩明確な自殺遂行の言動がある場合は，行動制限について治療チームで検討する，⑪観察を15分ごとに行う，という11の治療計画と，①死にたいという気持ちを1人で抱え込まないように説明する，②自殺・自傷の欲求が強くなった時の対処法を患者と共に考える，という2つの教育計画がある[11]。

以上の3つの代表的な教科書で日本の半数以上の看護学生が学んでいることから，多くの学生はこのような教育を受けていることが推定できる。ここに記述がある内容は，自殺を考えていたり自殺を遂行する可能性が高い患者の自殺に対する思いに直接影響を及ぼす技法は少ない。今回の会話場面で用いている技法は，かなりの程度患者の自殺に対する思いを減弱し，「生きる」思いを強化したと考えられる。教科書では学習できない技法を導き出せたのは，今後，自殺を強く考えている患者への高度な訓練を受けた看護師のコミュニケーション技術として有効である。

ジーン・ワトソンは，各々の人間にとって，「自分というもの」とは調和しにくいフィーリングや考え方やエネルギーが放出されると，「自分というもの」と調和しやすく，各々の人間にとって，良いと思われることで，究極的には人類のためになり，これらをいっそう大切にしようとする別のフィーリングや考え方やエネルギーにとって代わられると述べている[12]。ここで「代弁」は，まさにヒューマンケアリングの関係から生きる力がわくのである。

❸ 効果的沈黙

場面2のもう1つの特徴は，患者が発話118，会話が始まって約21分経過して，お茶を飲んだことである。これまでC氏は比較的早くにお茶を飲み，そして会話をしながら少しずつお茶を飲んでいた。この場面ではやっと21分経過して，C氏が落ち着くことができ

たと考えられる。それまで，切羽詰まった気持ちと出来事を徐々に表現しながら気持ちを落ち着かせていったのであろう。

このように切羽詰まった患者の気持ちが落ち着くにはある程度長い時間が必要だということがわかる。その間，看護師は，徹底的に関心を寄せ続け，効果的沈黙と受け止めるコミュニケーション技術を使い続けることである。

おわりに

パワーハラスメントを受けて危機的な状態にある人のコミュニケーションでは，「効果的な沈黙」と「受け止める」技術を使い続けること，自殺の実行への迷いを解決するには「代弁」の技術を用いることが重要である。

看護師は，終始，支援的態度と理解的態度をとり続けることである。

「会話場面を創造する」「患者が自由に，対等に語れるように，中立的な立場で，関心を寄せて存在する」「患者が体験していること，辛い気持ち，楽しみに共感するあるいは共感を示す」そして「患者の状態，病状を判断する。判断を提示する」という意図が重要である。必要があれば入院などの積極的な治療を患者が安心して受けられるように徐々に患者の自己決定を促す技術を使用する。

自殺念慮・希死念慮を考慮に入れて，まず患者の生命を守ることを第一義に考える。プライマリーケアの場では，他の資源・家族などと協働し，入院医療の場では多職種専門家で検討し，最善の方策をもって対応する。

ヒューマンケアの視点からは，パワーハラスメントを受けて危機的な状況に状態にある人に対して，看護師は患者の生の領域すなわち「現象野」に入り込み，相手のありよう（精神，魂）がどのようなものであるかをつきとめ，このありようを自分の内側で受け止めて表現し，その表現を受けとった患者が，永らく表に出したいと願っていたフィーリング（感情）や考え方の放出を自ら経験することである[13]。

● ● ● ● 川野雅資

［文献］

1) Gender M, Mayou R, Geddes J, 山内俊雄監訳：オックスフォード精神医学. 丸善, 2007, pp100-102.
2) 前掲書 1, p110.
3) 前掲書 1, p107.
4) 山内俊雄, 小林卓也, 倉知正佳・他編：専門医を目指す人の精神医学, 第 3 版. 医学書院, p458, 2011.
5) Perese E: Psychiatric advanced practice nursing: a biopsychosocial foundation for practice. Philadelphia, FA Davis, 2012, p383.
6) 前掲書 4, p456.
7) 大森健一：精神医学的面接, 精神的所見の取り方, 病歴の取り方, 記載の仕方. 前掲書 4, pp181-182.
8) 大森健一：精神医学的面接, 精神的所見の取り方, 病歴の取り方, 記載の仕方. 前掲書 4, p182.
9) 岩崎弥生・他編著：精神看護学 2　精神障害を持つ人の看護. メヂカルフレンド社, 2016, pp227-280.
10) 武井麻子・他著：系統看護学講座　精神看護学 [2]　精神看護の展開, 第 5 版. 医学書院, 2016, pp158-166.
11) 川野雅資編：精神看護学Ⅱ　精神臨床看護学, 第 6 版. ヌーヴェルヒロカワ, 2015, p267.
12) ジーン・ワトソン, 稲岡文昭・他訳：ワトソン看護論―人間科学とヒューマンケア. 医学書院, 1992, pp91-92.
13) 前掲書 12, p91.

D パニック障害の症状が軽減している患者とのコミュニケーション

▶POINT

- パニック障害の人とのコミュニケーションは，過去につらい体験をしている人として患者が安心できる会話場面を作り出し，問いかけのコミュニケーション技術を用いて，患者が自分の状態に気付くことを促す。
- 回復してきたら自分の認知の仕方に気づくコミュニケーション技術を用いる。

はじめに

パニック障害は，繰り返される予期しないパニック発作，激しい恐怖または不快感の高まりが数分以内でピークに達し，動悸，発汗，震え，息苦しさ，窒息感，胸痛，嘔気，めまい，寒気，感覚麻痺，現実感消失，死への恐怖などが生じる。そして，さらなるパニック発作への懸念，行動の不適応的変化が生じる。

パニック障害の生涯有病率は，2002 〜 2006 年にかけて川上ら [1] が実施した大規模調査では，0.8% であった。その当時の米国の調査では 1.6% または 4.7% で女性が男性の 2.5 倍多いという報告がある [2]。欧米と比較して，日本では生涯有病率が低いという特徴がある。川上らは，2013 年〜 2015 年に 2 回目の調査を実施した [3]。多くのメンタルヘルスに関わる疾患の生涯有病率は増加しているのに，パニック障害は 0.6% と低下していた。

パニック障害者の受診先は，重症のパニック障害は精神科医が多く，次いで一般医である。しかしながら，中等度から軽度の場合はその他の専門職を受診することが多い。

治療は，重度で自殺・自傷の恐れがある，他者を傷つける恐れがある場合，身体合併症，物質依存を併発している場合は入院治療を行う。パニック発作だけの場合は多くは救急車で病院に着くころにはある程度症状が落ち着いているので入院治療は行わない。そして，中等度から軽度の場合は外来治療になる。

急性期は，薬物療法と曝露源から回避する。そして，安心できる場で静養する。不安材料を 1 つひとつ解決して不安を取り除く。回復してきたら，薬物療法と精神療法，特に認知行動療法や曝露療法を併用する。認知行動療法に馴染まない場合は，分離恐怖や締め付けられる恐れ，そして安定した対人関係をもちたいというニードに関連した感情や情動に焦点を当てて，否定的な感情を特定し，その感情をうまくコントロールする精神療法的アプローチが効果的である [4]。

医療の専門家である看護師は，患者が服用している薬物療法の効果と副作用に注意を払い，必要があれば精神科医との橋渡しをする。

》》パニック障害の人とのコミュニケーション上の特性

　パニック障害を体験している人は，自分の状態についてある程度理解できる力をもっている。看護師は，患者のもっている力を発揮できるようにコミュニケーションをすすめる。患者が自ら自分の状態に気付けるように，問いかけの技術を用いて日常生活に関することを話題にする。患者が自らの生活を見直すことで，自分の状態について理解を深められる。

　パニック障害の人は，抗うつ薬や抗不安薬を服用していることが多いので，薬原性の躁状態になる危険性を考量して，看護師は，活動状況などを「問いかけ」て，ポーターが分類している調査・診断的（probing）態度によるコミュニケーション技術が必要である。

　さらに過去のトリガーになった体験をどの程度乗り越えているのかを判断するために，つらい体験を話題にして問いかけるという勇気がなくてはならない。この話題は，患者にとって危険な話題でもあるので，時期を判断して話題にする。それは，総合的な患者に対するアセスメントを行って，看護師との間に安心できる関係性が構築できて初めて可能になる。

　看護師は，患者が安心できる，信頼できる，なんでも話ができるという関係を形成するために，会話場面を癒しの空気が漂うように創造して，患者に対して言語的にも非言語的にも関心を寄せ続けるコミュニケーション技術を用いる。

　回復期には，自分の認知の仕方について自己理解を深めるために，「患者が考えていることを表現できるように促す」や「患者の感情表現を促す」技術を用いて，認知療法的な会話，および認知行動療法的な会話や必要があればコラム法などのワークを行う。

I　事例と場面

　D氏は，20代の女性である。大学を卒業後大きな企業に就職した。しばらくは特段の問題なく仕事をしていた。あるとき人事異動がありそうだ，ということを耳にしたころから，なんとなく嫌な予感がしていた。人事異動後，職場のスタッフが変更し，新しい女性の上司からの言葉が強くなった。次第に「お前」呼ばわりされる（他のスタッフは名字で呼ぶ），男言葉で注意をされる，というようになり，同僚から「今のはきつかったね」と慰められるようになった。見かねた他の職員が上司に進言してくれたが，上司の言動は変わらなかった。一カ月半で約6kg体重が減少した。

　ある日の夜に過呼吸発作が起こり，救急車で大学病院に搬送された。「パニック障害」の診断を受け，抗不安薬（ロフラゼプ酸エチル，塩酸セルトラリン）が処方された。一人になると「自分はいなくてもいい」と考えるようになった。その頃，知人の紹介である看護師と話をしたら回復した。職場に戻り上司と顔を合わせる場で仕事になったが，D氏が仕事上のミスを犯したことで，「死ね」「私を馬鹿にしているのか」と上司から叱責された。

D　パニック障害の症状が軽減している患者とのコミュニケーション　197

D氏は看護師と話をする場面で，上司の話題になると涙を流すようになった。自殺念慮が強いわけではないが，「駅のホームでボーとしていると電車に吸い込まれそうになる」と言うので看護師は自殺の危険性があると判断し，休職をすすめた。

　その後，その職場を退職してパニック障害の主症状が軽減したので，別の職場に転職した。薬物療法を継続しつつ，新たな職場に馴染んできたころで，パニック症状のもとになる認知の力を強固にするために認知療法のABCコラム法を用いて自己理解を深め，行動変容ができることをD氏と看護師で相談して面接していた。面談室はA氏と同様である。

① 会話場面 1

　会話が始まって約13分くらい経過したところである。ここまでは，日常的な会話と近況報告の会話が続く（場面1）。

場面 1　パニック障害の患者との対話①（日常的な会話と近況報告）

発話者	時間	会話の内容	技術
134 看護師		うん，うん。うーん。前のことで気になっていることっていうのはありますか。前の上司のことはかなり記憶から消えてきた。	問いかけ
135 D氏		どうなんでしょうね。あ，うーん。でも，一個あったのが，久しぶりに同期の家に泊まったんですよ。前の会社のときの同期の家に泊まって，私含めて3人であったんですけど，なんか，夜，3人で川の字になって同じベッドに寝たんですけど，その子と夜中にいろいろとしゃべっていたら，うーん，いろいろ思い出して，ちょっと，泣いちゃったんですけど，でも，なんか，その同期も，なんでしょうね，その時は，私が休んでいたときは，なんか連絡していいかがわからなかったって，っというふうに言っていて，それで私からもパニック障害っていう病気だったんだっていうことを言ったんですけど，休職しているということをその子には言ってなかったので，特に連絡もとっていなかったですけど，でも，もう，こうやって集まることもできているし，一人じゃないからもう大丈夫だよって言ってもらえて，大丈夫に，なんかなりました。	
136 看護師			身体を患者に向ける，うなずく，やさしい視線を向け続ける，身体を近づける，90°の位置を保ち続ける
137 看護師	0:13:44	うん，うん，うん，あー。そうですか。	理解
138 D氏		そうですね。	
139 看護師		泣いちゃったのは，辛かったんじゃありません？	患者の感情表現をを促す

場面 1		（つづき）	
発話者	時間	会話の内容	技術
140　D氏		辛かったっというよりは，なんかその子の優しさにっていう感じかもしれないですけど。	
141　看護師		あー，あー。うん，いいほうでね。	言い換え
142　D氏		うん，ううん，とは思いますね。	
143　看護師		そうですか。	

◆ディスカッション

　看護師の発話 134 は，一般的な問いかけである。しかしながら，その後D氏は 135 でこれまでの出来事を味わうかのように話し続ける。これは，看護師の「患者が自由に，対等に語れるように，中立的な立場で，関心を寄せて存在する」という意図に導かれた問いかけでの技術によるものである。

　看護師は，患者の状態，体験，思い，行動に関心を寄せる，関心を示す，深い関心をもつ。また患者の辛さを真剣に，無批判に受け止める。それは，D氏が自分のこころの中にあるものを外に表現することで，その中にあるもののこだわり，固着，とらわれが変化するきっかけになる。また看護師に対して信頼する気持ちがわき，安心感が生まれる。

　看護師に患者が自由に自分の体験を話したことを，患者が看護師に聞いてもらえた，と思えるように非言語的コミュニケーションで表している。D氏が，「これは話してはいけない」と思うことがないように，どのような患者の体験にも意味があり，価値があるということをD氏の発言を妨げることなく，うなずく，視線を合わせる，身体を近づけるなどの非言語的コミュニケーションで伝える。

　D氏が体験していることを注意深く聴き，ボディランゲージで示し，そしてD氏の体験をさらに問いかけて，D氏がその体験がどのような意味を患者にもたらしたのかを表現できるように問いかけている。

　会話には，スロットがある。スロット [5] とは，例えば「最近，いかがですか」という言葉は相手が最近の状態を話すという場を作り，相手はあたかも転がるボールが重力に引かれて窪みに導びかれるように，最近の状態を語ることをいう。すなわちこの言葉が作るのは窪みである。もし「最近，いかがですか」と言うことが相手に近況を語る穴を作るのなら，相手は必ず穴に落ちて近況を語るであろう。人は窪みであれば落ちるのを踏みとどまることができる。

　患者の発話 135 は，当初は「どうんでしょうね。あ，うーん」と考え，踏みとどまり，「でも，」と逆接の接続詞で始まり，その後は，まさに転がるボールのように，前の上司の記憶について語り始めている。パニック障害の患者にとっては，外傷体験のもとになる人物のことを語るのは，再パニックの引き金になりかねない。これは一種の曝露療法である。

　しかしながら，看護師は，十分なアセスメントを行い，再パニックにならないと判断した上で，話題にしにくいことを問いかけたのである。ここは，これまでの患者と重ねた面接の中で，**患者がパニック症から回復していることを理解し，「患者の状態，病状を判断する」という看護師の意図**による会話である。

② 会話場面2

　場面2は，その後約13分の間，近況のことを話題にしている。看護師は，1つの問いかけに対する患者の回答の量が多いことに気づいている。その後の会話である（場面2）。

場面2　パニック障害の患者との対話②

	発話者	時間	会話の内容	技　術
260	看護師	0:26:35	それじゃあ，そんなに振り返ることもないですかね。いま，心の中にこう，わだかまりになっているような感じは。	患者が考えていることを表現できるように促す
261	D氏		どうなんでしょうね。なんか，もし薬をとってみたら変わるのかなっというか，っていうのは，いまは平気でも，いまの自分にどれだけ薬が作用しているのか，	
262	看護師		うん，うん。ある程度，作用していると思いますね。	看護師が自分の考えを表現する
263	D氏		そうなんですかね。	
264	看護師		うん，うん。	相づち
265	D氏		うーん，まあ，確かにすごいポジティブにはなれているんですけど，うーん，どうなんでしょうね。	
266	看護師		うん，うん。	相づち
267	D氏		なんですけど，たぶん○（日）から薬を減らしていくので，そのあとからどうなるのかなっていうのが，ちょっと，思っているっていうことは何か出るんですかね。	
268	看護師	0:27:56	うーん。いや，まあ，心配なのかもしれないですけど。逆に気持ちが高すぎる感じはあります。なんか，あれもやってみよう，これもやってみようとか，例えばですけれど，あっちも行きたい，こっちも行きたいとか，買い物はあれも買いたい，これも買いたい。	アセスメントするために問いかける
269	D氏		あ，それはあります。	
270	看護師		ああ，そう。	同意
271	D氏		はい。あと，食欲もでてきて，一番痩せこけていた時期から8kgぐらい太ってしまって，	
272	看護師		ああ，ああ，まあ，いいんでしょうけどね。	理解
273	D氏		いやー，入社前より太っているので，	
274	看護師		ああ，そう。うーんとね，	
275	D氏		それはあんまりよくないかと思うんですけど。	
276	看護師		そうか，ちょっと。太りすぎちゃったか。	確認
277	D氏		そうなんです。なんか，止められないんですよね，食欲が。	
278	看護師		ああ，（薬の本を持ってくる）食欲と，あと何かありますか。買い物と，	（生活状態を）問いかける
279	D氏		買い物，うん。	
280	看護師		買い物しちゃいます。	（生活状態を）問いかける

場面 2 （つづき）

発話者	時間	会話の内容	技術
281 D氏		うーん，昨日はしちゃいました。	
282 看護師		結構，買っちゃいました。	明確化する
283 D氏		でも，服一着なんですけど，	
284 看護師		あ，（いつもの）お店のね。	理解
285 D氏		そうなんです。でも，すごい買いたい欲とか，なんか欲深くなっているのかもしれません。	
286 看護師		ああ，そう。（薬の本を見る）皮膚に発赤とか，そういうのはでない。	問いかけ
287 D氏		でないです。………食欲に関しては減ってほしいですけどね，物欲も。	
288 看護師		うん，ちょっとね。	言い換え
289 D氏		でも，マイナスな気持ちにはあんまりなりたくないですけど。	
290 看護師		うん。特にね，体重増加はないですね，この薬は。	薬物療法の副作用を確認する
291 D氏		あら。ははは。	
292 看護師		うん。ここに副作用があるんですけど，（薬の本を見せる）	示す
293 D氏		ああ，	
294 看護師		塩酸セルトラリン。体重増加はない。	確認する
295 D氏		やっぱり，私が欲深くなっているだけですかね。	
296 看護師		ちょっと，出ちゃうんでしょうね，欲求がね。	言い換え
297 D氏		うーん。	
298 看護師		たぶんそれが，買い物にも出ちゃっているのかもしれない。	解釈
299 D氏		うーん。	
300 看護師	0:30:35	ちょっとね，元気が出過ぎているのかもしれない。そんな感じはないですか。	解釈，問いかけ
301 D氏		ああー。	
302 看護師		前と同じくらい。たとえば，大学生くらいとか。例えば，友達のところに泊りに行ったりだとか。	過去と比較する問いかけ
303 D氏		うーん，でも，予定を詰め過ぎているなって，手帳を見て思いました。	
304 看護師		ああ。	相づち
305 D氏		いろんな人に連絡を取っていて，まあ，ご飯に行こうっていう声は前からあったんですけど，あんまり実現しないことも多いじゃないですか，ご飯行こう，いつか行こうみたいな，	
306 看護師		うん，そうそう。	同意
307 D氏		多いと思うんですけど，	
308 看護師		社交的な会話だよね。	言い換え

第7章　熟練看護師によるコミュニケーション

D　パニック障害の症状が軽減している患者とのコミュニケーション　**201**

場面2		(つづき)		

発話者		時間	会話の内容	技術
309	D氏		そうですよね。でも，それが，うーん，実現できていないのもあるんですけど，ほぼ実現していて，お休みの1日に2人会うとか，2つ予定があるとか，やっていて，本当にちゃんと休める日が，なくなっていると思いました。	
310	看護師	0:31:44	うん，うん，ああ，うん，ああ，そうですか。	受け止める，確認
311	D氏		うーん，意欲的になりすぎているかもしれないですね。	
312	看護師		うん，そうですね。	同意
313	D氏		うーん。	
314	看護師		その疲れの反動がくると思うので，	看護師が自分の教えを表現する
315	D氏		なので，もしかしたら，……そうかもしれないですね。仕事も頑張りすぎているかもしれないですね。	
316	看護師		うん，うん，うん，勤務のね。	同意・理解
317	D氏		頑張りすぎている感はないんですけど，いま言われてみたら，ああ，予定もつめすぎているしなとか，する感じですね。	
318	看護師		ああ，そうですか。	理解
319	D氏		うーん。	

◆ディスカッション

　場面2では，看護師は，「患者の状態，病状を判断する。判断を提示する」という意図をはっきりともっている。当初は，認知療法のABCコラム法を行う予定であったが，認知療法よりも，今の状態を患者が理解することが必要だと判断して変更した。患者は，心身に課題を抱えている。**看護師は医療の専門家として患者の心身の状態を判断する。そうすることで，患者と家族は看護師に信頼感を寄せる。**看護師は社交的な存在だけではない。

　専門家としてアセスメントするために問いかける（看護師の発話268），生活状態を問いかける（看護師の発話278，280），必要があれば検査結果や服用している薬物療法を確認する（看護師の発話290，294）。変化を自覚するという意図をもってコミュニケーション技術として（看護師の発話302），「過去と比較する問いかけ」を行っている。

　回復には患者に今の状態を理解してもらうことが必要である。そのために以前の状態を話題にして比較する。患者は自分では自分の変化に気づきにくい。具体的には，「1年前と比べていかがでしょうか」と問いかけて患者に考えてもらう。また「前回○○したときはこうでしたね」と看護師が以前の状態の情報を提示して患者に考えてもらう。さらに「前回は△△でしたけど，今回は□□ですね」と看護師が変化している患者の状態を言葉にする。

　ここでは，「変化していることを表現する」ための「問いかけ」を行い，大学生の頃や先日，泊りに行った日の状態と比較することを促している。D氏は自分自身で手帳を観て自分の状態を客観視している。

D氏は，自分自身の行動を客観的に判断する力があるので，看護師の発話 310 で「受け止める」技術を用いることで D氏の発話 311 のように D氏自身で意欲的になり過ぎている，ということに気づいている。これは「受け止める」技術が，同時に「患者が考えていることを表現できるように促す」ことにもなっている。看護師は，「患者の考え，行動，変化，対処方法を支持し，解決に向かうよう促す」ことと「尊敬を表す」意図に導かれて極力自分の判断を述べずに，D氏が自ら気付き，自らの言葉で語るように進めている。しかしながら，機を見て「看護師が自分の考えを表現する」技術を看護師の発話 314 で用いて，いよいよ D氏がややそう状態であると判断できた（D氏 317）。

おわりに

　パニック障害の患者は，再パニック発作が生じるかどうかが回復の最大の目安になる。看護師は，認知療法の ABC コラム法がある程度効を奏してきたことをふまえて，会話場面 1 で，「上司のこと」を話題にした。患者の発話から，今はかなり上司から受けた被害的な体験から脱しており，看護師 260 の問いかけは，患者を脅かすものではない，と考えることができる。そして，ディスカッションでスロットと表現したように，患者はその窪みに転がり込むように発話を続けた。それは，患者が語りたかったことを看護師が問いかけたので，このスロットが生み出されたと解釈できる。看護師は，患者が話したいことを察する力が必要で，それは患者への深い関心から生み出されるものである。

　看護師は，理解的態度を基本にしながら，厳格な調査的態度で現在の状態を D氏が自ら気づける会話をしたことが重要なポイントである。

　患者が抗うつ薬，抗不安薬を服用している。抗うつ薬の服用を継続すると薬原性のそう状態を作り出すことがある，という知識の元で看護師は，場面 2 で患者の状態を判断した。そして看護師は，患者が自ら自分の状態に気づく力があることを知っているので，一方的に医療者としての判断を伝えるのではなく，患者の生活状況を問いかけながら，患者が自ら，自分の状態を理解できるように会話を実施した。このことは，精神医学の知識，精神科薬物療法の知識と経験，そして患者の力のあるところを見極めることができるからである。

●　●　●川野雅資

[参考文献]
1）川上憲人：こころの健康についての疫学調査に関する研究 平成 16 ～ 18 年度厚生労働科学研究費補助金（こころの健康科学事業）「心の健康についての疫学調査に関する研究」総合研究報告書（主任研究者 川上憲人）．2007
2）厚生労働省：知ることからはじめよう　みんなのメンタルヘルス．
　　http://www.mhlw.go.jp/kokoro/speciality/detail_panic.html
3）主任研究者 川上憲人：精神疾患の有病率等に関する大規模疫学調査研究：世界精神保健日本調査セカンド．平成 25 年度総括・分担研究報告書，厚生労働省厚生労働科学研究費補助金障害者対策総合研究事業，2014．
4）Shear MK, Weiner K: Psychotherapy for panic disorder. J Clin Psychiatry 58 Suppl 2: 38-43, 1997.
5）鈴木聡志：会話分析・ディスコース分析―ことばの織りなす世界を読み解く．新曜社，2007，p20．

E 妄想に苦しんでいる患者とのコミュニケーション

▶ POINT

・妄想に苦しんでいる人とのコミュニケーションで，看護師は，「聴く」ことを主体にし，患者が妄想体験を話したら，中断することなくある程度聴き，そして，現実的に考えると不思議だなあ，という看護師の考えを表現し，妄想による自己矛盾や恐怖を感じている患者の心情に共感する。

はじめに

　妄想はうつ病，アルコール依存症，認知症など，さまざまな疾患で体験する症状である。その中でも最も多いのが統合失調症である。

　統合失調症は，幻覚・妄想を代表的な症状とし，急性期には精神運動興奮，慢性期には意欲減退を特徴とする病態である。その病態は多様で症状の現れ方は個別性が強い。現在は，幻覚・妄想が顕著ではない統合失調症が多くなっているとする報告がある[1]。

　18 ～ 24 歳の青年期に発症することが多く，100 人に 1 人の発症率で，知覚，行動，気分，思考力，社会適応力，就労力が低下する[2]。約 60％ が治癒，または社会的に回復し，20％ が重度の障害を残すといわれている[3]。多様な経過と予後が指摘されており，完全な回復を伴う急性型（20％），急性症状の反復型（20％），急性発症後の慢性型（20％），寛解に始まる慢性型（20％），自殺（10 ～ 15％）という報告もある[4]。近年は，早期発見，早期治療と向精神薬の開発，その他の治療法の併用により，格段に予後が良好になっている。

　統合失調症の人が病気を否定すると支援を得ることが難しく，洞察に乏しいと服薬が継続せずノンアドヒアランスが長期化する，入院回数が多くなる，陽性症状・陰性症状が強くなる，そして心理社会的機能が低下する[5]。統合失調症の治療は，向精神薬が第一選択肢ではあるものの，服薬を継続しても 60％ は陽性・陰性症状が継続する[6]。このことから，統合失調症の人の治療には，薬物療法とともに，精神療法，認知行動療法，環境療法，リハビリテーション活動などの多様な非薬物療法を併用する必要がある。

》》 妄想で苦しんでいる人とのコミュニケーションの特性

　妄想に苦しんでいる人は，なかなか理解してもらえない自分の体験を，他者に理解して

もらえることが安心感につながる。看護師は，妄想に苦しんでいる人に体験を語ってもらい，聴くことが出発点である。その人の独特の体験を先入観を持たずに聴くことである。加藤は，「患者の苦悩が患者と治療者により分かちもたれることに精神療法的意義がある」と述べている[7]。

したがって，本人が妄想を語りだしたときは，その話を聴くことである。それは本人にとって最も関心があることであり，誰かに聞いてもらいたいことだからである。自分の中だけで抱えておくには重過ぎる内容なので，語ることで気持ちが楽になる。

看護師は，妄想の話を聴き，妄想の内容に共感するのではなく，その妄想がわいてくるとしたら，患者はどんな気持ちだろうかと考え，そして妄想を聞いているときにわいてきた看護師の感情を表現する。すなわち妄想内容に共感するのではなく，その妄想を体験している患者の気持ちに共感を示すのである。ときには，「不思議だ」というように不可能な気持ちを表現する。それは患者も感じていることなのである。そして，ひとしきりしたら現実の生活の話題に移す。

患者は，妄想に支配された状態状態でも，健康な健康的な面をもっている。その健康的な面を発揮するのに，患者の五感を刺激したり，希望や夢を語ることが役に立つ。

I 事例と場面

① 事例紹介と会話場面

E氏は，30代の妄想に苦しんでいる人である。これまでに数回の入退院を繰り返し，現在は外来治療と看護師との面接を主な治療としている。

看護師との面接は，基本的に週1回，60分行い，都合で隔週になることがある。場所は静かな部屋で，庭には木や花，池には鯉がいる。看護師は，飲み物を用意する。

ここで紹介するのは，ある日の面談の場面での会話である。面接が始まって1分20秒が経過したところで，看護師がEさんに最近の様子を尋ねる（場面1）。

場面1 統合失調症患者との会話の例

会話数	時間	会話の内容	技術
看護師15	1:20	2週間ぶりかな，Eさん。	
E氏14		あ，2週間ぶりです。	
看護師16		2週間ぶりですね。	

E 妄想に苦しんでいる患者とのコミュニケーション　**205**

場面1 （つづき）

会話数		時間	会話の内容	技術
	E氏15		はい。	
看護師17		1:26	どうでしたかこの2週間。	問いかけ
	E氏16	1:28	2週間……う〜ん。まあ，なんか新しい……	
看護師18			うん。	相づち
	E氏17		情報が……記憶が，	
看護師19			うん。	相づち
	E氏18		戻ってきて，	
看護師20		1:40	うん。	相づち
	E氏19	1:44	まあ，下手に動かないほうがいいかなって思ったんですけど，	相づち
看護師21			うん。	相づち
	E氏20		まあ，大丈夫だろうと思って，	
看護師22			うん。	相づち
	E氏21		今日来ました。	
看護師23		1:52	ああ，そうですか。	受け止め
	E氏22		はい。	
看護師24			あ〜，……今日大丈夫な感じがした？	問いかけ
	E氏23		今日，大丈夫……だと思うんで。	
看護師25			う〜ん。	相づち
	E氏24		はい。	
看護師26			どういう情報が入ってきましたの？	問いかけ
	E氏25		ええ，なんか……結構，悪いことしているな〜っていう。	
看護師27			ああ〜。	相づち，感嘆
	E氏26		自分が。	
看護師28			Eさんが。	問いかけ
	E氏27		はい。	
看護師29			ああ〜………昔の？	確認
	E氏28		ええ，昔じゃないですね。つい最近。	
看護師30			あ，つい最近？	確認
	E氏29		はい。	
看護師31			ああ〜。	会話の促進
	E氏30		それで，	
看護師32			うん。	相づち
	E氏31		まあ，いろいろすったもんだがあって，	

場面 1 （つづき）

会話数	時間	会話の内容	技術
看護師33		うん。	相づち
E氏 32		また，子供ができちゃったんですよ。	
看護師34		あ，またできちゃったの？	反復
E氏 33		また，できちゃったんです。	
看護師35		ああ〜。	相づち
E氏 34		第三子。	
看護師36		う〜ん。三番目のお子さん。	言い換え
E氏 35		三番目の子。	
看護師37		う〜ん。	感嘆
看護師38		生まれた？	問いかけ
E氏 36		いえ，まだ。	
看護師39		あ，まだ。	確認
E氏 37		はい，	
看護師40		あ，	
E氏 38		妊娠。	
看護師41		妊娠したの？	問いかけ
E氏 39		中です。	
看護師42		ああ，そうですか。	理解
E氏 40		はい。	
看護師43	3:07	相手の人はわかっているの？	問いかけ
E氏 41		相手の人も，ま，よくわかんないです。	
看護師44		あ，よくわかんないけど。	反復
E氏 42		よくわからない。	
看護師45		あー，そうですか。	理解
E氏 43		はい。	
看護師46	3:14	ちょっと，失礼。	許可
E氏 44		はい。	
看護師47	3:43	う〜ん………それは大きな出来事ですね。	要約
E氏 45		はい。	
看護師48	3:49	う〜ん（小声）	
E氏 46	3:50	はい。	

場面 1 （つづき）

会話数	時間	会話の内容	技　術
看護師49	3:58	（ティーポットにお湯を入れクライエントの左前45°の椅子に座り，両手を前に組んで姿勢を正す） （2秒沈黙） （背もたれから，腰を浮かしEさんの顔を見て） なんか，悪いことしたんですか？	問いかけ
E氏47		ええ，ちょっと，かなり…… （1秒沈黙）あれは僕じゃないって，いう言い訳したいんですけど，	
看護師50		うん。	相づち
E氏48	4:07	僕なんですよね。	
看護師51		あ～（うなずく）	【気持ちの代弁】
E氏49	4:10	はい。	
看護師52		そんなに悪いことした人が（笑い）	ユーモアを現す
E氏50		ああ（笑い），悪いことした（笑い）	
看護師53		ああ，そう。アハハ（笑い）	ユーモアを現す
E氏51		悪いことした人が，ハハハ（笑い）	
看護師54	4:17	困ったな（笑い）（左手で鼻を触る），身に覚えがないのに（笑い） （足を組み換えながら，身体をそらす）	代弁
E氏52	4:20	はい。	
看護師55		そうでしょ（笑顔で大きくうなずく）	
E氏53		そうですね。	
看護師56	4:22	う～ん（Eさんの顔を見ながら，口を結んでうなる）	吟味
E氏54		その，妊娠も，	
看護師57		うん（うなずく）	相づち
E氏55	4:31	ちょっと女性に乱暴同然で，	
看護師58		うん。	相づち
E氏56	4:35	性交渉して，	
看護師59		う～ん。	相づち
E氏57		それでできちゃったんですよ。	
看護師60	4:39	う～ん。	相づち
E氏58		それ，僕じゃないんですけど，	
看護師61		うん。	相づち
E氏59		って言いたいんですけど，	
看護師62		うん。	相づち
E氏60		僕なんですよ。	
看護師63	4:47	ああハハハ，本当（笑い）	ユーモアを現す

場面 1 （つづき）

会話数	時間	会話の内容	技術
E氏61		はい。	
看護師64		Eさん，そういうことしないのにね（笑顔でうなずく）	【考えの代弁】
E氏62		しないですよ。しないですけど，	
看護師65	4:52	う～ん。	
看護師66	4:54	……（2秒沈黙）なんか，だ，誰かがそれはEさんがやったんだぞっていうの？	効果的沈黙，問いかけ
E氏63		いえ，思い出して，	
看護師67	5:01	あ，自分で。	問いかけ
E氏64		そう，全部。はい。	
看護師68	5:02	うん。	相づち
E氏65		あ，で，また来ますね。黒子さんが，	
看護師69		あ，黒子がくる。	反復
E氏66		はい，うちに来て，	
看護師70		うん。	相づち
E氏67		……まあ，子供の名前を発表していきました。	
看護師71	5:12	ああ，そお～。	受け止め
E氏68		はい，名前は，	
看護師72		うん。	相づち
E氏69		タイガって。	
看護師73		タイガー，	確認
E氏70		タイガ。	
看護師74		ああ。タイガー・ウッズのタイガー。	確認
E氏71		そうです。タイガって。	
看護師75		ああ，ああそう。	理解
E氏72		タイガっていう。	
看護師76	5:23	タイガ。	確認
E氏73		タイガ。	
看護師77		タイガー。	確認
E氏74		伸ばさないです。	
看護師78		伸ばさない。タイガ。	確認
E氏75		タイガ。	
看護師79		う～ん。	
E氏76		「大きな雅」って書いて。	
看護師80		大きな雅，	反復

場面 1 （つづき）

会話数	時間	会話の内容	技術
看護師81		ああ，そうか。	理解
E氏78		はい。	
看護師82	5:33	う〜ん。ふ〜ん。なんで，もう名前決まっちゃったのぉ？	【看護師が自分の考えを表現する】
E氏79	5:37	そうですね，決まっちゃったみたいですね。	
看護師83		え〜，（笑い）だって，	ユーモアを現す，疑念を表現する
E氏80		アハっ（笑い）	
看護師84		男か女かわかんないでしょ。	疑念を表現する
E氏81		いや，そうですね，僕もそう思うんですけど，	
看護師85		うん。	相づち
E氏82		でも，決まったって言われて。	
看護師86		ああ〜，その黒子に。	確認
E氏83	5:50	はい。	
看護師87		ああ，そう。じゃあ，それはEさんがつけた名前じゃないんだ。	確認
E氏84		僕じゃないです。	
看護師88		ふ〜ん。	疑念
E氏85		はい。	
看護師89		ああ，そ〜う。なんか，事がいろいろ運んじゃっているね。	要約
E氏86		そうですね，いろんなことが起きていますね。	
看護師90		あ〜。	
E氏87		はい。	
看護師91	6:12	ちょっと久しぶりなんじゃない何か，いろんなことが起きているの。	要約，患者が考えを表現できるように問いかける
E氏88		いろんなことが起きてる……いや，今までも。	
看護師92		うん。	相づち
E氏89	6:25	今までも起きているんです。いろんなことが，	
看護師93		ああ，そう。	同意
E氏90		はい。だけど，	
看護師94		うん。	相づち
E氏91		それが記憶が飛ばされて，	
看護師95		う〜ん。	疑念
E氏92		いま，感じてないだけで，	
看護師96		ああ，そうか。	理解

210

場面1 （つづき）

会話数	時間	会話の内容	技術
E氏93		はい。	
看護師97		でいつ，いつのじ，時点かで，その，飛ばされた記憶が。	問いかけ
E氏94		蘇っちゃう。	
看護師98		蘇っちゃうのね。	反復
E氏95		はい。	
看護師99		（お茶をつぐ）どうぞ。	
E氏96		あ，すみません。いただきます。	
看護師100		はい。	
看護師101		じゃあ，最近はその，一件が，記憶が蘇ってきているってそういう理解でいいんですかね？	看護師が理解したことを確かめる
E氏97		はい。	
看護師102		う〜ん。	疑念
E氏98		（お茶を飲む）	
看護師103		割とずっとそのことを考えていましたの？（身体を前傾してEさんの顔を見る）	【共感的な姿勢】
E氏99		そのことを考えていましたね。	
看護師104		う〜ん（うなずく）	理解
E氏100		はい。………もう，女性に乱暴するとかそういう………のは，ちょっと，自分でも信じられなくて。	
看護師105		う〜ん。	同意，会話の促進
E氏101		で，ちょっとどうしようかなって，お，自分を抑えつけられないっていうか，	
看護師106		う〜ん。	同意，会話の促進
E氏102		まずいな〜，まずいことになっているなっていうのが，	
看護師107		うん。	相づち
E氏103		実感です。	
看護師108		ああ〜，そうだね〜（うなずく）	理解
E氏104		はい。	
看護師109	8:09	（2秒沈黙）（落ち着いた声で）Eさん，そういう人じゃないのにね。	【考えの代弁】
E氏105		ええ，そうです。	
看護師110		う〜ん（Eさんの顔を見ながら，うなずく）	同意
E氏106		いや，まあ……でも……，絶対しないなと思うんですけど……	
看護師111		うん。	相づち
E氏107		したんですよね。	

場面 1 （つづき）

会話数	時間	会話の内容	技　術
看護師112	8:22	ああ。………（Eさんの顔を見ながら，うなずく）	理解
E氏108		はい……………	
看護師113	8:36	（10秒沈黙）ありえそうなことだったらねえ，	効果的沈黙，疑念の問いかけ
E氏109		はい。	
看護師114		ちょっと理解しやすいけど。	疑念
E氏110		はい。	
看護師115		受け止めやすいっていうか。	言い換え
E氏111		はい。	
看護師116	8:43	（1秒沈黙）ありえなさそうなことだからね～。	疑念
E氏112		そうですねぇ。	
看護師117		ちょっと，悩んじゃいますね（Eさんの顔を見ながら，うなずく）	看護師の考えを表現する
E氏113		悩みますね。はい。	
看護師118		またその，自分が………抑えられないで，	問いかけ
E氏114		はい。	
看護師119		なんか暴力的なことしちゃう……	一般化して問いかけ
E氏115		ああ，そうです。	
看護師120		った。アハハ（笑い）しちゃったんだよね。	言い間違いを笑いで表す
E氏116		暴力的なことですね，かなり。	
看護師121		そうですよね（うなずく）	理解
E氏117		はい。	
看護師122	9:11	う～ん。………急にそういう考えが蘇ってきましたの？	問いかけ
E氏118		そう………	
看護師123		記憶が。	確認
E氏119		そうですね。	
看護師124		ああ～。	理解
E氏120	9:30	で，ま，おそらく，Tさんなんですけど，	
看護師125		うん。	相づち
E氏121		Tさんの目もえぐりだしたような気がするんです。ナイフで，左目，	
看護師126		左目，	反復
E氏122	9:42	はい。	
看護師127		ああ～，なんかそれも暴力的だね。	理解したこと一般化する
E氏123		はい。すごい，暴力的。絶対ありえないと思うんですけど，	

212

場面 1 （つづき）

会話数	時間	会話の内容	技術
看護師128	9:50	う～ん。	相づち
E氏124	9:57	ちょっと怖いですね。自分が抑えられなくて,	【苦しみの表現】
看護師129		うん。	同意
E氏125		はい。	
看護師130	10:02	そうねぇ。	理解
E氏126		はい。	
看護師131	10:09	いいことの考えは思い出さないの？	【意図的に話題を変える】
E氏127		いいことは……,	
看護師132		はい。	待つ
E氏128	10:15	まあ，いいこと……いいことはまあ，……いいことないですね。 自分の子供が生まれる……妊娠したっていうのはいいことかもしれませんけど,	
看護師133		う～ん。	表現を促す
E氏129		でも過程がよくないっていうか。	
看護師134	10:42	その手段がね。	言い換え
E氏130		はい。	
看護師135		う～ん。	表現を促す
E氏131	10:46	は～っていう。	
看護師136		うん。	同意
E氏132		ハハハハハ（笑い）	
看護師137		はははは（笑い）。はあ～。	ユーモアを表す
E氏133		（笑い）は～っていう。はは（笑い）	
看護師138		う～ん。	
看護師139	11:03	実生活ではいいことはありませんの？	【意図的に現実的な話題に変える】
E氏134		実生活では, ……	
看護師140		うん。	会話の促進
E氏135		ま，いいことは……，いいことって滅多にないですね。	
看護師141		う～ん。	会話の促進
E氏136	11:16	だけど，小さな……	
看護師142		うん	会話の促進
E氏137		小さな嬉しさっていうか，そういうのはありますね。	
看護師143		ほお～。	感嘆
E氏138		たまに,	

第**7**章

熟練看護師によるコミュニケーション

E　妄想に苦しんでいる患者とのコミュニケーション　213

1）ディスカッション

　この場面で，患者は自分が乱暴同然で女性を妊娠させた，という妄想による自分の苦しい体験を話している。看護師は，「問いかけ」「受け止め」の技術を使用して，患者が話すのを聴いている。患者は，次々と話をすすめ，自分だけの体験を語る。この語りを促進しているのは，看護師の相づち，確認，理解，問いかけの技術を用いていることと「会話場面を創造する」「患者が自由に，対等に語れるように，中立的な立場で，関心を寄せて存在する」という意図によるものである。

　看護師51にある「あ～，（うなずく）」の「あ～」は，看護師が患者の，「どうしようもないな」という気持ちを代弁したものである。そのことで患者は，「悪いことをした」と自分を責めながらも，気が楽になったのか，笑いが起こる。「どうしょうもない」という気持ちの表れであろう。

　その後患者は，「自分じゃないですけど」「って言いたいんですけど」「僕なんですよ」と表現する。このどうにも説明がつかない妄想の世界と現実の世界が矛盾している状況に看護師が同調して笑い，「Eさん，そういうことしないのにね」と患者の考えを代弁する。患者は，矛盾を感じると，次に新たな説明のために，非現実的な人物が登場する。精神科看護では，「妄想を患者に語らせようとすると患者の妄想がさらに強固になる」という見解が支配的だったために，精神看護師は，患者の妄想内容に深く関わることを避けてきた。確かに，その一面があることがここでみてとれる。

　しかしながら，看護師はここでは終わらない。看護師82で，「（産まれていないのに）なんで，もう名前きまっちゃたのぉ？」と，「現実的に考えると不思議だなあ～」という「看護師が自分の考えを表現する」という技術を用いる。これは，看護師の「患者が体験していること，辛い気持ち，楽しみに共感するあるいは共感を示す」という意図に導かれたものである。患者も不可思議だと感じているのである。

　加藤[8]は，「病的体験をめぐる患者の語りには二重のメッセージがこめられている。1つは，（病的）体験の自明性の主張であり，もう1つは，何とも不思議な，あるいは不可解ななまなましい体験に対する戸惑い，ひいては疑いである」と述べ，「治療者は「不思議だね」「おかしいね」「ほんとかな」などと，疑いと不可解さのコメントも加える態度が大切である」と続けている。

　患者は，ここまでの会話で，自分が妄想の世界で体験していることがすべてであり，何ら疑いがわかないで妄想の世界で苦しんでいた。看護師89以降に，「まずいことになっている」といい知れぬ恐怖に圧倒されていた時間があったことを表出する。そのきっかけに，看護師103以降の非言語的コミュニケーション技術「共感的な（やや前かがみで包み込むような）姿勢」で患者の心情に深く関心を寄せていることが伏線になっている。妄想内容を問いかけている看護師の技術は，患者の妄想と対決するのではなく，患者が強くもっている自分の苦しみを理解してほしい，という要求に応えるものである。

　看護師109で，再び「Eさん，そういう人じゃないのにね」と，患者の考えを代弁する。この代弁するという技術は，相手の精神状態を推論することができて初めて可能な技術である。鏡の中にある患者自身のイメージを，看護師が代弁することで，患者は主体である

214

と同時に，自分を客体化する，鏡としての自分を吟味することになる。これにより，患者は，「絶対しないと思うんですけど」「したんですよね」と，妄想が確信から曖昧な体験へとゆるやかに溶けていく体験になる。このような相互の体験が生じるには，ただ単に鏡としての看護師の発話だけではなく，看護師と患者の間に，信頼する関係があってこそ可能なのである。

　患者は，さらに暴力的な妄想を発言する。そしてE氏は124で「ちょっと怖いですね。自分が抑えられなくて」と再度，しかしながら少し弱い調子で，自分の苦しみを表現する。看護師は，その気持ちを受け止めた後に，ここまで表現すれば，「済んだ」と判断して，看護師131と看護師139の2回にわたり「意図的に現実的な話題に変える」技術を用いて，話題を日常生活の楽しいこと，すなわち現実の世界，それも楽しいことに転換する。

2）社会的相互関係としての会話

　妄想で苦しんでいる人は，他者が理解しがたい考えに支配され，そして行動しているために，他者との会話が成り立たず，また社会的に取り残される可能性がある。実際，E氏は，自分の考えていることや苦悩を家族に話すと，家族は，「そのことは聞きたくない」「もう，止めて」と会話することを拒む。そして，妄想による監視されていると感じている現実社会に参加しない。

　ここで生じている看護師と患者の会話は，看護師が患者の話に関心を寄せることで，患者が自分そのものをこの会話に持ち込んでいる。そして，会話の主役として存在している。患者は，看護師との会話，すなわち現実社会において価値のある存在として参加し，統合失調症者だからという理由で社会の流れから取り残された存在ではない[9]ことがわかる。

　患者と看護師の会話を意味あるものにするには，相互に言語学的に適切な用語を使用することだけではなく，社会的相互関係の中で意味をもたらすものとして発話内容を理解することに導かなくてはならない。意味は，共同生成なので，相互作用を起こしている一方だけでつくられるものではない。そのために重要なのは，**患者と看護師が対等の立場で，そして看護師は患者の理解不能な言語を相互の関係の中で理解しようと努力することである**。

　そのためには，確認の技術を用いてリフレクションを行い，患者の言語を看護師と患者が理解できる言葉に変換していく作業が必要なのである。そのことでお互いに，言葉を理解し，そのように考えている患者の心情を看護師が言葉に表出することで，患者は安堵し，苦しみから開放されて笑いが出てくる。

　この社会的相互作用は妄想で苦しんでいる人と家族，親族，友人との間，あるいは訓練を十分に受けていない治療者との間で成立していない。あるいはこの重要性を見逃しているのであろう。熟達した看護師は，この会話の技術をもち合わせているのである。

　患者が看護師の笑いを理解し，自らも笑うことができるのは，対人関係の対象が安全で信頼できれば，会話のシグナル（ヒント，ほのめかし，笑い，ジョーク，動作，あるいは皮肉でさえも）の意味を理解できるようになるからである。相互作用のパターン，それ自体がジョークの形成とジョークの内容を創り上げる。このような対人関係は，相互に共感

するあるいは意志を表出することで，恐れの感情を打ち壊す感覚を生み出すのである[10]。

洞察に乏しい妄想で苦しんでいる人には，自分自身の思考について流動的に手助けする治療の場が必要である[11]。そのために，看護師109のように考えの代弁をすることで，患者は，自分自身の思考を他者の考えから知ることになる。対話による装具というものを利用する精神療法的な会話で患者が症状に気づき，自分の確固たる考えに少し疑問を抱くことができる。

② 電話での会話（数年後）

次の場面は，数年後の患者である。患者は，強い妄想は減弱したものの，いまだに監視されている，という妄想から外出に制限があり，面談に来談できなくなった。そのために，近況報告のような電話連絡を続けているときの電話での会話である（場面2）。

場面2 場面1から数年後の会話例

会話数		時間	会話の内容	技術
	E氏1		外出できないんです。	
看護師1			どういうことですか。	問いかけ
	E氏2		買い物するなって。	
看護師2			そう。誰が。	問いかけ
	E氏3		Tさんが。	
看護師3			どういう意味でしょうか。	患者が考えを表現するように問いかける
	E氏4		買い物すると，僕が買った商品の株価が上がったり下がったりするんです。	
看護師4			株価が変動するのですね。	言い換え
	E氏5		そうなんです。	
看護師5			そうすると何が困るんですか。	患者が考えを表現するように問いかける
	E氏6		株で損する人とかが出てくるので。	
看護師6			Eさんは株を持っているのですか。	問いかけ
	E氏7		僕は持っていないです。	
看護師7			Eさんが損したり得したりということではないんですね。	確認
	E氏8		はい。僕は持っていないから。	
看護師8			そうすると，誰かわからないけど株を持っている人が損したり得したりするということですか。	要約
	E氏9		そうです。	
看護師9			それだったらかまわないんじゃないですか。株を買っている人は，それはわかっていることですから。	看護師が自分の考えを表現する

216

場面2 （つづき）

会話数		時間	会話の内容	技術
	E氏10		ああ，そうですか。	
看護師10			他人のことはいいんじゃないですか。	打ち消し
	E氏11		そうですね。	
看護師11			それよりもEさんが買いたいものを買ったらいかがですか。	提案
			そうですよね。	

1）ディスカッション

　ここでの短い会話では，自分が買うと株価が変動するという妄想により買いたいものを買えない不自由な生活をしている患者の会話である。妄想で苦しんでいる人は，少しの情報で結論に飛ぶ，あるいは固い結論に至るという認知のバイアスがある[12]。

　看護師は，「問いかけ」の技術を用いて，患者の発話の内容を患者の立場で理解しようとする。その結果，患者が不自由を感じていることを理解すると，「看護師の考え，意見，正論を述べる」という意図で「看護師が自分の考えを表現する」技術を用いて患者とは違う考えを提示した。患者は，別の考えを聞いて，自由になれたのである。

　妄想で苦しんでいる人が引きこもるのは，自分を脅かす考えから抜け出せないからである。自分を脅かす考えを消去する，あるいは不活発にするには，他者からの言動によって，安全と保全の感情に至ることで初めて可能になる。重要なのは，看護師が安全で保全を保証してくれている，という関係性があることで，その関係性に基づく看護師と短い会話の中で患者は自由を獲得することが可能になる。

　ここでの会話で，看護師は患者の過去の考え（さっきまで考えていたこと）を安全と保全を保証して，別の考え方もあるのだということを取り入れるように患者を導いている。患者は，自分自身とだけ会話していると，そこで自分のアイデンティティが形成される。その形成には，これまでのストーリーが関与しているので，何年も前の妄想の中でのTさんの発言が重要な存在になっているのである。そこで，他者（看護師）との関係の中で会話することで，強固なアイデンティティが他者（看護師）との関係性をもとにした会話の中で再形成されていくのである。

　妄想で苦しんでいる人が**社会的に機能しにくいのは，認知の問題である。そのために，看護師は，問題となっている認知に焦点を当てて，妄想に囚われない考えや信念をもてるように支援することである。**

おわりに

　妄想で苦しんでいる人は，傷つきやすい自己が現れているときに，認知のバイアスは人を脅かす情報をもたらすので，妄想内容を表出する。看護師は，妄想内容を語ってもらいながら解決的態度で患者の語る意味，内容を理解し，そして理解的態度で患者の気持ちを受け止めることが必要である。看護師は，共感的な理解と現実的な理解を示すこと，傷つきやすい自己というトラウマと結びついているという基本的な体験がある人だと理解すること[13]，そして知覚している脅威は潜在的な対人関係上のストレスフルな出来事と結びついていると理解することである。会話の場面で，患者が看護師と対等の立場になることで，弱い自己とストレスフルな対人関係を克服することで，内的な脅かしに打ち勝つ力がわいてくる。それが，強固な妄想に対するゆるやかな溶解が生じているのである。物理的にも会話でもいやしの環境を形成することがこの対人関係に大きく影響していることはいうまでもない。

　看護師が行う会話は，患者が究極的には精神生活での自由を獲得することを支えることにある。

● ● ● 川野雅資

[文献]

1）山内俊雄，小林卓也，倉知正佳・他編：専門医を目指す人の精神医学，第3版. 医学書院, 2011, p420.
2）Elder R, Evans K, Nizette D: Psychiatric and Mental Health Nursing. Vaughn Curtis, 2005, p201.
3）前掲1, p422.
4）Gender M, Mayou R, Geddes J, 山内俊雄監訳：オックスフォード精神医学. 丸善, 2007, p129.
5）Lysaker PH, Dimaggio G, Buck KD, et al: Poor insight in schizophrenia: links between different forms of metacognition with awareness of symptoms, treatment need, and consequences of illness. Compr Psychiatry 52（3）: 253-260, 2011.
6）Perese E: Psychiatric advanced practice nursing: a biopsychosocial foundation for practice. Philadelphia, FA Davis, 2012, p482.
7）加藤敏：統合失調症の語りと傾聴―EBMからNBMへ. 金剛出版, 2005, p30.
8）前掲書7, pp64-65.
9）Holma J, Aaltonen J: Narrative understanding in acute psychosis. Contemporary Family Therapy 20(3): 253-263, 1998.
10）Fuchs T, De Jaegher H:（2009）. Enactive intersubjectivity: participatory sense-making and mutual incorporation. Phenomenology and the Cognitive Sciences 8（4）: 477, 2009.
11）前掲5, p258.
12）Salvatore G, Lysaker PH, Popolo R, et al: Vulnerable self, poor understanding of others' minds, threat anticipation and cognitive biases as triggers for delusional experience in schizophrenia: a theoretical model. Clin Psychol Psychother 19（3）: 249, 2012.
13）前掲書11, p252.

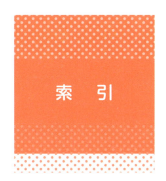

索 引

欧文

ABC コラム ……………………… 198
RIAS 分析 ………………………… 154

和文

あ行

挨拶する………………………………… 056
青空フォーカシング…………………… 137
明るく挨拶する………………………… 006
明らかな点を反映する………………… 110
アサーション…………………………… 017
アサーティブな関わり………………… 079
アスキング……………………………… 138
安楽な姿勢をとる……………………… 070
言い換え……………061, 077, 110, 125, 182
意見を聞かない………………………… 004
医師とよく連携している……………… 005
位置を見定める………………………… 069
一般化…………………………………… 066
意図……………………………………… 054
　　──的に現実的な話題に変える…… 065
　　──の種類…………………………… 042
　　──のない発声や動作をする……… 050
受け止め……………058, 077, 083, 189
受け取る………………………………… 138
うつ状態………………………………… 088
うつ病…………………………………… 186

か行

解釈的態度……………………………… 166

回復……………………………………… 096
会話の促進……………………………… 126
会話の流れ……………………………… 155
会話場面を創造する…………………… 043
会話分析………………………………… 086
会話を促進する………………………… 059
カウンセリング………………………… 124
　　──手法…………………………… 125
関わりがない…………………………… 004
拡大していく…………………………… 110
確認……………………………………… 060
カテゴリ分類…………………………… 139
構え……………………………………… 015
駆り立てる……………………………… 112
考え，意見，正論を述べる…………… 043
考えていることを表現できるように促す… 062
看護師の自己提供……………………… 077
観察したことを表現する……………… 057
患者が納得できるよう対応する……… 007
患者教育………………………………… 158
患者に真剣に向き合う………………… 007
患者に役に立ちたいと思う…………… 006
患者の意図をくむ……………………… 006
患者の要望を聞いて行う……………… 005
患者の心に配慮する…………………… 007
患者の身体の上に物を置く…………… 009
患者の生命を守る……………………… 193
感情の反映……………………………… 126
感情表現………………………………… 063
　　──を促す………………………… 062
感情表出………………………………… 006
　　──の発話……………………… 158, 163

索引 **219**

関心を向けない	004
関節リウマチ	133
関連刺激	090
気軽な選択肢	110
強化するおよび不賛成の意を示す	112
共感	044,100
──的な姿勢をとる	070
──的視点	098
狭義の質問	112
教示する	123
共存	169
今日の予定を確認する	056
興味を喚起する	045
業務的カテゴリー	155
許可を得る	061
拒否する	112
空間をつくる	137
クリアリング・ア・スペース	137
ケアに心がこもらない	009
ケアリング	003,010
傾聴	109,123
健康行動の責任をもつことの奨励	176
言語的コミュニケーション	014
──技術	016,056
現実提示	067,126
限定的な指示	112
効果的コミュニケーション技術	054
効果的でないコミュニケーション	071
効果的な沈黙	062,182,189
肯定的発話	158,163
行動のアセスメント	091
合理的なアドバイス	111
声の大きさを調整する	069
声を出してもらう	046
声を出す	183
五感を刺激する	002,046
心地よい距離をとる	069
個人的な体験	049
個人の尊重	176
言葉遣い	050
言葉の癖がある	009
コミュニケーションレベル	024
混乱	169

さ行

在宅での患者の事例	020
サポートを得ること	111
残存刺激	090
ジーン・ワトソン	002,010
支援的態度	166
時間の経過を追う	066
刺激のアセスメント	091
自己概念様式	090
自己感	100
自己決定を促す	068
自己心理学	098
自己対象	098
──ニード	099
──体験	099
自己提供	063,080
自己変容	045
事実の告知	110
質問に回答する	047
私的体験を語る	049
指導する	111
自分の考えを表現する	063
社会情緒的カテゴリー	155
社会生活レベルのコミュニケーション	024
社会的相互関係としての会話	215
社会不安障害	179
社交的レベルのコミュニケーション	024
社交的会話	158
謝罪	061
重視する選択肢	111
終末期の患者の事例	052
熟練看護師	166
手術を受けたくないという患者の事例	073
順序を組み立てられない	009
準備したことを表現する	057
称賛する	112
症状レベルのコミュニケーション	024
焦点化	058
焦点刺激	090
焦点を絞った質問	111
情報収集	156,158,162
情報提供	067,080,126,156,160
助言	160

――・指示‥‥‥‥‥‥‥‥‥‥‥‥‥‥ 156
人工透析を受ける患者‥‥‥‥‥‥‥‥ 168
心配‥‥‥‥‥‥‥‥‥‥‥‥‥‥‥‥‥ 079
ストーマの自己管理‥‥‥‥‥‥‥‥‥ 076
スロット‥‥‥‥‥‥‥‥‥‥‥‥‥‥ 199
生命を維持するケアリング‥‥‥‥‥‥ 005
生理的様式‥‥‥‥‥‥‥‥‥‥‥‥‥ 090
世間話のレベルのコミュニケーション‥‥ 024
世話をしてくれる‥‥‥‥‥‥‥‥‥‥ 005
全体的な組み立て‥‥‥‥‥‥‥‥‥‥ 111
選択機会の提供‥‥‥‥‥‥‥‥‥‥‥ 176
相互依存様式‥‥‥‥‥‥‥‥‥‥‥‥ 090
即応的な組み立て‥‥‥‥‥‥‥‥‥‥ 110
尊敬を表す‥‥‥‥‥‥‥‥‥‥‥‥‥ 047

た行
退院を心配している患者の事例‥‥‥‥ 052
大うつ病性障害‥‥‥‥‥‥‥‥‥‥‥ 186
態度‥‥‥‥‥‥‥‥‥‥‥‥‥‥‥‥ 050
対人間圧力‥‥‥‥‥‥‥‥‥‥‥‥‥ 108
代弁‥‥‥‥‥‥‥‥‥‥‥‥ 060,193
代理内省‥‥‥‥‥‥‥‥‥‥‥‥‥‥ 100
確かめない‥‥‥‥‥‥‥‥‥‥‥‥‥ 004
タッチング‥‥‥‥‥‥‥‥‥‥‥‥‥ 070
尋ねる‥‥‥‥‥‥‥‥‥‥‥‥‥‥‥ 138
黙って行為する‥‥‥‥‥‥‥‥‥‥‥ 005
談話分析‥‥‥‥‥‥‥‥‥‥‥‥‥‥ 086
注意した方がよいコミュニケーションの例 009
中立的な立場‥‥‥‥‥‥‥‥‥‥‥‥ 043
調査的な態度‥‥‥‥‥‥‥‥‥‥‥‥ 166
挑戦する‥‥‥‥‥‥‥‥‥‥‥‥‥‥ 112
治療者が自分の考えを伝える‥‥‥‥‥ 126
治療的なコミュニケーション技術‥‥‥ 054
沈黙‥‥‥‥‥‥‥‥ 062,074,109
追体験‥‥‥‥‥‥‥‥‥‥‥‥‥‥‥ 049
伝え返し‥‥‥‥‥‥‥‥‥‥‥‥‥‥ 137
提案‥‥‥‥‥‥‥‥‥‥‥‥ 067,077
提示する‥‥‥‥‥‥‥‥‥‥‥‥‥‥ 045
ディスコース分析‥‥‥‥‥‥‥‥‥‥ 086
適切な情報提供‥‥‥‥‥‥‥‥‥‥‥ 176
問いかけ‥‥‥‥‥‥‥ 057,063,182
同意‥‥‥‥‥‥‥‥‥‥‥‥‥‥‥‥ 059
――・あいづち‥‥‥‥‥‥‥‥‥‥ 160

統合失調症‥‥‥‥‥‥‥‥‥‥‥‥‥ 204
透析療法‥‥‥‥‥‥‥‥‥‥‥‥‥‥ 168
糖尿病の自己管理がうまくいかない会社員男性
‥‥‥‥‥‥‥‥‥‥‥‥‥‥‥‥‥‥ 133
閉じた質問‥‥‥‥‥‥‥ 126,156,162
取って代わる‥‥‥‥‥‥‥‥‥‥‥‥ 112
トランスクリプト‥‥‥‥‥‥‥‥‥‥ 125
――表記‥‥‥‥‥‥‥‥‥‥‥‥‥ 087

な行
ナイチンゲール‥‥‥‥‥‥‥‥‥‥‥ 002
ナラティブ‥‥‥‥‥‥‥‥‥‥‥‥‥ 044
日常生活レベルのコミュニケーション‥‥ 025
入院中の患者の事例‥‥‥‥‥‥‥‥‥ 019
認知‥‥‥‥‥‥‥‥‥‥‥‥‥‥‥‥ 217
――療法‥‥‥‥‥‥‥‥‥‥‥‥‥ 198
――行動療法‥‥‥‥‥‥‥‥‥‥‥ 124
――変容‥‥‥‥‥‥‥‥‥‥‥‥‥ 132
ノンアサーション‥‥‥‥‥‥‥‥‥‥ 017

は行
パートナー関係構築の発話‥‥‥‥‥‥ 158
バイオアクティブ‥‥‥‥‥‥‥ 003,005
バイオジニック‥‥‥‥‥‥‥‥‥‥‥ 003
バイオスタティック‥‥‥‥‥‥‥ 003,004
バイオセディック‥‥‥‥‥‥‥‥ 003,004
バイオパッシブ‥‥‥‥‥‥‥‥ 003,005
励まし‥‥‥‥‥‥‥‥‥‥‥‥‥‥‥ 111
励ます‥‥‥‥‥‥‥‥‥‥‥‥‥‥‥ 059
発話‥‥‥‥‥‥‥‥‥‥‥‥‥‥‥‥ 155
――の頻度‥‥‥‥‥‥‥‥‥‥‥‥ 155
――を促す‥‥‥‥‥‥‥‥‥‥‥‥ 065
話のつなぎ‥‥‥‥‥‥‥‥‥ 109,122
話を促す‥‥‥‥‥‥‥‥‥‥‥‥‥‥ 110
話をもとに戻す‥‥‥‥‥‥‥‥‥‥‥ 066
パニック障害‥‥‥‥‥‥‥‥‥ 088,196
パワーハラスメント‥‥‥‥‥‥‥‥‥ 186
ハンドル表現‥‥‥‥‥‥‥‥‥‥‥‥ 137
反復‥‥‥‥‥‥‥‥‥‥ 060,082,182
ひきこもり‥‥‥‥‥‥‥‥‥‥‥‥‥ 178
非言語的コミュニケーション‥‥‥‥‥ 014
――技術‥‥‥‥‥‥‥‥‥‥‥‥‥ 016
非効果的コミュニケーション技術‥‥‥ 054

索引 221

非治療的なコミュニケーション技術········ 054
否定的発話·················· 158
独り言を言う·················· 009
評価的態度·················· 166
病気以外の話をする·············· 005
病状レベルのコミュニケーション········· 025
開いた質問··············· 110,126,156
不安···················· 081
フェルトシフト················ 137
フェルトセンス················ 136
フォーカサー················· 136
フォーカシング················ 136
フォーカシング指向心理療法·········· 137
部分の選択·················· 110
プロセス··················· 156
ベッドにぶつかる··············· 009
変化····················· 169
　　──していることを表現する········· 064
　　──を自覚する·············· 048
方向付け··················· 158
ポーター··················· 166
歩行訓練··················· 077
ほどよい質問················· 111

ま行
間····················· 074
間合い···················· 015
マインドフルネス··············· 137
末期の患者の事例··············· 073
導く················· 060,123
無駄がなくて手際がよい··········· 007
明確化···················· 058
命令する··················· 112
目の高さを同じにする············· 068
妄想····················· 204
目標や希望をもつ··············· 048
紋切型の質問をする·············· 004

や行
役割機能様式················· 090
勇気づける··············· 005,059
ユーモアを表す················ 064
指さしして確認する·············· 006

良い点を認める················ 049
良い点を伝える················ 064
腰痛···················· 082
受容···················· 126
要約··············· 068,110,126
よくしゃべる················· 005

ら行
理解的態度·················· 166
リカバリー·················· 096
リスナー··················· 136
理想化自己対象·············· 099,106
理想化自己対象ニード············· 099
リフレクション················ 137
ロイ適応看護モデル·············· 090
ロールプレイング··············· 021

わ行
忘れ物が多い················· 009
話題の提案·················· 111
話題の導入·················· 056

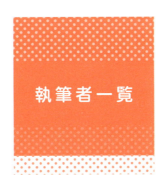

編　集

川野雅資（奈良学園大学）
1975年千葉大学教育学部特別教科看護教員名成課程卒業（教育学士）。1984年ハワイ大学看護学部修士課程（CNSコース）修了（看護学修士）。東京都民生局，小林病院（看護師）の臨床経験の後，東京女子医科大学看護短期大学を経て，杏林大学保健学部看護学科教授，三重県立看護大学・大学院教授，地域交流研究センター・センター長，東京慈恵会医科大学医学部看護学科・大学院教授，山陽学園大学大学院教授を歴任。特定医療法人寿栄会顧問，有馬高原病院ナースサイエンティスト，心の相談室荻窪室長を経て，現在，奈良学園大学大学院教授。

執　筆（執筆順）

鈴木由香（都立大塚病院）
野呂幾久子（東京慈恵会医科大学）
安藤満代（聖マリア学院大学看護学部）
伊藤桂子（東邦大学看護学部）
曽谷貴子（川崎医療短期大学）
日下知子（川崎医療短期大学）
西出順子（奈良学園大学保健医療学部）
柳田崇姉（紫雲会横浜病院）

会話分析でわかる
看護師のコミュニケーション技術

2018年9月10日………第1版第1刷発行

編　著………………川野雅資

発行者………………荘村明彦

発行所………………中央法規出版株式会社
〒110-0016 東京都台東区台東 3-29-1 中央法規ビル
営　　業　TEL 03-3834-5817　FAX 03-3837-8037
書店窓口　TEL 03-3834-5815　FAX 03-3837-8035
編　　集　TEL 03-3834-5812　FAX 03-3837-8032
https://www.chuohoki.co.jp/

装幀・本文デザイン・DTP…株式会社イオック
イラスト…………………………藤田侑巳
印刷・製本…………………………新津印刷株式会社
ISBN978-4-8058-5746-5

本書のコピー，スキャン，デジタル化等の無断複製は，著作権法上での例外を除き禁じられています。また，
本書を代行業者等の第三者に依頼してコピー，スキャン，デジタル化することは，たとえ個人や家庭内での
利用であっても著作権法違反です。
定価はカバーに表示してあります。落丁本・乱丁本はお取替えします。